D1572230

EL MILAGRO DEL ACEITE DE COCO

Si este libro le ha interesado y desea que lo mantengamos
informado de nuestras publicaciones, puede escribirnos a
comunicacion@editorialsirio.com,
o bien registrarse en nuestra página web:
www.editorialsirio.com

No se han escatimado esfuerzos para garantizar que este libro contiene información fiel y completa. No obstante, cabe aclarar que ni el editor ni el autor se dedican a ofrecer consejos ni servicios profesionales personalmente a los lectores. Ninguna de las ideas, sugerencias y procedimientos incluidos en este libro pretende sustituir una consulta con tu médico. Todos los temas asociados a tu salud requieren atención médica. Ni el autor ni el editor asumirán ninguna responsabilidad en caso de producirse cualquier daño o perjuicio presuntamente derivados de una información o sugerencia contenida en este libro.

Título original: THE COCONUT OIL MIRACLE
Traducido del inglés por Julia Fernández Treviño
Diseño de portada: Editorial Sirio, S.A.

©   de la edición original
    2000, 2002, 2004, 2008, 2013 Bruce Fife

©   de la presente edición
    EDITORIAL SIRIO, S.A.

EDITORIAL SIRIO, S.A.	**NIRVANA LIBROS S.A. DE C.V.**	**ED. SIRIO ARGENTINA**
C/ Rosa de los Vientos, 64	Camino a Minas, 501	C/ Paracas 59
Pol. Ind. El Viso	Bodega nº 8,	1275- Capital Federal
29006-Málaga	Col. Lomas de Becerra	Buenos Aires
España	Del.: Alvaro Obregón	(Argentina)
	México D.F., 01280	

www.editorialsirio.com
sirio@editorialsirio.com

I.S.B.N.: 978-84-7808-972-7
Depósito Legal: MA-839-2014

Impreso en IMAGRAF

Dr. Bruce **Fife**

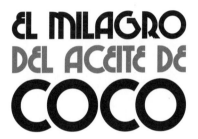

EL MILAGRO DEL ACEITE DE COCO

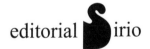

editorial Sirio

Prólogo

Hasta ahora únicamente un pequeño grupo de investigadores conocían los increíbles beneficios para la salud que ofrece un grupo singular de grasas saturadas presentes en el aceite de coco. Por lo general, la mayoría de las personas que trabajan en la industria de la salud han ignorado dichos beneficios, evitando el uso del aceite de coco debido a concepciones erróneas muy comunes sobre las grasas que ingerimos en la dieta. No obstante, esta situación está comenzando a cambiar a medida que los beneficios nutricionales y terapéuticos de los aceites tropicales van siendo más conocidos.

Con este libro descubrirás que no todas las grasas saturadas son perjudiciales para la salud. De hecho, existe un subgrupo que tiene un efecto positivo. Esta obra ofrece un breve resumen de los increíbles beneficios para la salud que brinda un grupo único de grasas saturadas presentes en la leche materna y en el aceite de coco. Este grupo es conocido como «ácidos grasos de cadena media», y los investigadores de lípidos han comenzado lentamente a revelar sus beneficios. La historia es fascinante y puede afectar a tu salud de un modo decisivo.

Aquellos de vosotros que decidáis dedicar parte de vuestro tiempo a leer este libro os sorprenderéis al enteraros de que determinadas grasas saturadas (ácidos grasos de cadena media) favorecen la buena salud. En oposición a lo que piensa el público lego y también la profesión médica, las grasas saturadas halladas en el aceite de coco son buenas para tu salud. No deberíamos sorprendernos. Si el aceite de coco fuera un alimento nocivo, esto ya se hubiera puesto de manifiesto en las poblaciones que lo han utilizado durante generaciones y, de hecho, no existe ninguna evidencia al respecto. En realidad, ocurre justamente lo contrario. Las poblaciones que consumen aceite de coco demuestran tener una salud extraordinaria.

Históricamente, el de coco es uno de los primeros aceites que se utilizaron como producto alimenticio y farmacéutico. La literatura ayurvédica ha predicado durante mucho tiempo sus beneficios en los tratamientos cosméticos y para la salud. Y hoy en día las comunidades de Asia y del Pacífico, que pueden representar prácticamente la mitad de la población mundial, utilizan el aceite de coco de una u otra forma. Muchas de estas personas disfrutan de una excelente salud y longevidad. Los estudios sobre las poblaciones de climas tropicales que siguen una dieta con un alto contenido en aceite de coco concluyen que sus habitantes son más sanos y padecen menos enfermedades cardiovasculares, cáncer, trastornos digestivos y problemas de próstata. Desde finales del siglo XIX, los libros de cocina populares de América del Norte y Europa han incluido frecuentemente el aceite de coco en muchas recetas; las enfermedades cardiovasculares y el cáncer eran prácticamente desconocidos en aquella época. El sentido común indicaría, por tanto, que la grasa saturada presente en el aceite de coco no es tan nociva como se suele afirmar.

Entonces, ¿por qué existe toda esa publicidad negativa sobre el aceite de coco? Desde que se conoce que las «grasas saturadas» desempeñan un papel en las enfermedades cardiovasculares, el aceite de coco se considera un riesgo para la salud. En el mejor de los casos, gran parte de la información que lo asocia con el incremento de las enfermedades cardiovasculares es circunstancial y, en el peor, errónea. Algunos estudios realizados demostraron que la inclusión del aceite de coco en la dieta aumenta los niveles de colesterol en sangre y la posibilidad de contraer una enfermedad cardiovascular. Sin embargo, el diseño de dichos estudios era incompleto porque no se incluyeron grasas esenciales en la dieta. Las poblaciones que consumen grandes niveles de aceite de coco siempre utilizan otros aceites de origen vegetal y aceites derivados del pescado a fin de tener una dieta más equilibrada.

Mediante la difusión de una gran propaganda «científica» y política, la Asociación Americana de la Soja y el Centro para las Ciencias por el Interés Público —¿o por el suyo propio?— unieron sus fuerzas en una campaña destinada a sustituir los aceites tropicales por aceite de soja poliinsaturado, cultivado por agricultores americanos. Debido a esta campaña, las cadenas de restaurantes y las procesadoras de alimentos dejaron de usar el aceite de coco y lo reemplazaron por aceites poliinsaturados. Incluso médicos y dietistas, cegados por la publicidad negativa, apoyaron esta decisión por considerarla una medida sana para el corazón. Esta campaña condenó a todas las grasas saturadas por considerarlas un «veneno». Tanto las publicaciones no especializadas como las científicas evitaron mencionar el hecho de que determinados subgrupos de grasas saturadas tienen efectos positivos sobre la salud.

La gran cantidad de hechos científicos documentados que se han consultado para redactar este libro nos permitirá conocer, tal como afirmaría Paul Harvey, «el resto de la historia». Aprenderás que las «grasas saturadas» se clasifican en dos categorías principales: grasas de cadena larga y grasas de cadena media y corta. Cada subgrupo tiene efectos biológicos marcadamente diferentes. Demostraré que un consumo excesivo de grasas poliinsaturadas resulta más perjudicial para nuestra salud que las grasas saturadas presentes en los aceites tropicales.

El aceite de coco no solo no es un «alimento venenoso» sino que, por el contrario, contiene una grasa denominada monolaurina, con propiedades sorprendentes. Esta grasa de cadena media, descubierta por primera vez en nuestro laboratorio, representa uno de los grupos más excepcionales que pueden encontrarse en la naturaleza. Se trata de una grasa singular que está presente en la leche materna y en el aceite de coco (en la actualidad se comercializa como Lauricidin®. En varios ensayos clínicos se está probando la monolaurina

(Lauricidin®) como tratamiento para los herpes genitales, la hepatitis C y el VIH. Los resultados de ensayos clínicos previos han resultado ser muy prometedores y revelan posibilidades altamente satisfactorias para esta nueva e importante herramienta de la medicina alternativa.

Deberíamos felicitar al doctor Bruce Fife por haber redactado un libro útil y de fácil lectura que nos revela los beneficios positivos que el aceite de coco, y especialmente la monolaurina tienen para la salud. El lector curioso dispondrá de una perspectiva nueva y más equilibrada sobre el papel que desempeña la grasa —en particular la grasa saturada— en nuestra dieta.

Dr. Jon J. Kabara
Profesor emérito de bioquímica y farmacología,
Universidad del Estado de Michigan

El doctor Jon J. Kabara tiene una vasta experiencia en la investigación de lípidos. En 1948 trabajó como asistente de investigación en el Departamento de Bioquímica de la Universidad de Illinois. Posteriormente fue catedrático en la Universidad de Detroit y más tarde en la Universidad del Estado de Michigan, donde trabajó como decano adjunto ayudando a crear una nueva universidad privada de medicina osteopática. Fue de uno de los primeros investigadores que descubrieron las propiedades antimicrobianas de los ácidos grasos de cadena media. Se le han concedido veintiséis patentes y ha sido autor o coautor de más de doscientas publicaciones científicas, incluyendo ocho libros. Los premios y logros del doctor Jon J. Kabara en el campo de la bioquímica nutricional y la farmacología son demasiado numerosos como para mencionarlos aquí. Muchos lo consideran una de las autoridades mundiales más destacadas en el campo de las grasas y los aceites dietéticos.

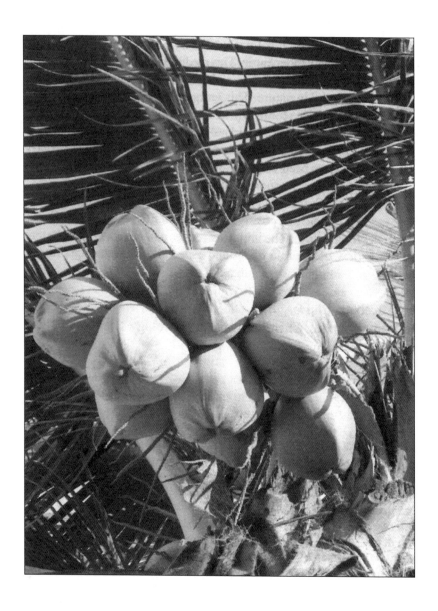

– 1 –

La verdad sobre el aceite de coco

REDESCUBRIMIENTO DE UN ANTIGUO ALIMENTO SANO Y NATURAL

Hace algunos años me encontraba en una reunión con un grupo de nutricionistas y escuché que uno de ellos afirmaba:

—El aceite de coco es bueno para la salud.

Todos manifestamos nuestra incredulidad. «¿El aceite de coco es un producto sano? ¡Completamente absurdo!», pensamos. Allá adonde vayamos no hacemos más que oír que el aceite de coco es nocivo porque es una fuente de grasas saturadas que obstruyen las arterias. ¿Cómo podría ser beneficioso el aceite de coco?

Aquella nutricionista sabía que cuestionaríamos su afirmación y por ello se apresuró a explicarla:

—El aceite de coco se ha criticado injustamente pues, en realidad, contiene grasas beneficiosas.

Citó varios estudios para demostrar que el aceite de coco no era el maldito villano del que todo el mundo hablaba sino que, por el contrario, era un alimento que ofrecía muchos y valiosos beneficios para la salud. Entonces me enteré de que durante varias décadas los hospitales lo habían utilizado en soluciones de terapia intravenosa para alimentar a los pacientes gravemente enfermos, y que también es un componente principal de las fórmulas para bebés porque proporciona muchos de los nutrientes que hay en la leche materna. De inmediato comenzaron a surgir varios interrogantes. Si es tan mortal como pretenden hacernos creer, ¿por qué se emplea para alimentar a pacientes graves y a bebés? ¿Acaso le darías a tu bebé recién nacido un alimento que no fuera saludable? Evidentemente, esto no tendría ningún sentido. Aprendí que el aceite de coco se podía utilizar para tratar varias enfermedades comunes y que la Administración Americana de Alimentos y Medicamentos lo considera un alimento sano y natural (lo ha incluido en su exclusiva lista GRAS [*Generally Regarded As Safe**]).

Todo lo que se comentó durante aquella reunión me dejó bastante intrigado. Aprendí muchas cosas pero, debido a la información recibida, me asaltaron infinidad de preguntas que me produjeron cierta preocupación. Por ejemplo, si el aceite de coco era un alimento beneficioso, ¿por qué se lo consideraba perjudicial? Si sus beneficios para la salud eran reales, ¿por qué nunca antes habíamos oído hablar de ellos? ¿Por qué no nos habíamos enterado de que se utilizaba en

---

* N. de la T.: generalmente considerado seguro.

los hospitales y se incluía en las fórmulas para bebés? Si era bueno para los enfermos y para los más pequeños, ¿por qué no habría de serlo también para nosotros? ¿Acaso el gobierno lo incluiría en su lista de alimentos seguros si fuera peligroso o no saludable? ¿Por qué los estudios sobre el aceite de coco no han tenido mayor difusión? ¿Por qué nos han engañado? Quizás el aceite de coco es perjudicial y los engañados son los pacientes hospitalizados y los padres que alimentan a sus bebés con alimentos que lo contienen. Estas y otras muchas preguntas acudieron a mi mente; tenía que encontrar las respuestas.

Comencé a investigar para conocer todo lo que fuera posible sobre el aceite de coco. Lo primero que descubrí fue que había muy poco escrito sobre el tema, tanto en revistas como en libros. Incluso los libros de nutrición que tenía en mi biblioteca contenían escasa información. Nadie parecía saber demasiado sobre el aceite de coco. Casi todo lo que encontré en la literatura «popular» sobre temas de salud eran críticas que afirmaban que era perjudicial debido a su alto contenido en grasas saturadas. Cada autor parecía repetir lo que decían los demás, sin ofrecer otras explicaciones. Era como si a todos ellos se les hubiera enviado un decreto real que alegaba que para ser políticamente correctos (aunque no necesariamente rigurosos con la verdad), debían decir exactamente lo mismo sobre el aceite de coco. Afirmar algo diferente contravendría las reglas, y no había nada más que decir. Sin embargo, conseguí encontrar algunos (muy pocos) autores que desafiaron esta retórica y declararon abiertamente que el aceite de coco no era nocivo, aunque sin dar muchos detalles. Era como si realmente nadie supiera nada sobre el tema.

El único sitio donde encontré datos concretos fue en publicaciones sobre investigaciones frecuentemente ignoradas. En ellas descubrí una mina de oro de información y las respuestas a todas mis preguntas. Fue el mejor lugar para buscar porque este tipo de publicaciones dan a conocer los resultados reales de los estudios y no simplemente las opiniones de las personas, tal como se recoge en la mayoría de los libros y las revistas más populares. Había, literalmente, cientos de estudios publicados en las docenas de revistas médicas y científicas más respetadas. Lo que aprendí fue completamente asombroso. Averigüé que el aceite de coco es uno de los alimentos más extraordinarios. Tuve la sensación de haber redescubierto un antiguo y sano alimento que el mundo prácticamente había olvidado. También aprendí por qué el aceite de coco ha sido tan criticado y denostado (volveré más tarde sobre este tema, y acaso te sorprendas, o incluso te enfades, cuando conozcas la respuesta).

Después de todos esos hallazgos, decidí empezar a usar el aceite de coco y recomendarlo a mis pacientes. Puedo asegurar que puede combatir la psoriasis crónica, eliminar la caspa, curar las lesiones cancerosas de la piel, acelerar la recuperación de la gripe, detener las infecciones de la vejiga, suprimir la fatiga crónica y aliviar las hemorroides, entre otras cosas. Pero, además, la literatura científica informa que el aceite de coco se puede utilizar para tratar la caries dental, las úlceras pépticas, la hiperplasia prostática benigna (agrandamiento de la próstata), la epilepsia, el herpes genital, la hepatitis C y el VIH. Efectivamente, por increíble que pueda parecer, aprendí que se puede usar para combatir el SIDA, una enfermedad tremenda que hasta ahora se había considerado incurable. Muchos pacientes de SIDA ya se han beneficiado de su uso. Te contaré un ejemplo.

En septiembre de 1996 un paciente de SIDA llamado Chris Dafoe, de Cloverdale, Indiana, pensó que su tiempo se estaba agotando. Había perdido mucho peso y energía, y cada día que pasaba se sentía peor. La gota que colmó el vaso fueron los resultados del laboratorio. El informe reveló que tenía una carga viral superior a 600.000 —un signo de que la infección de VIH avanzaba a un ritmo galopante y de que no le quedaba mucho tiempo de vida—. Defoe decidió iniciar los trámites para su funeral, pagando todos los gastos por adelantado. Sin embargo, deseaba tomarse sus últimas vacaciones antes de morir y emprender el viaje de sus sueños a las selvas de Sudamérica mientras aún tuviera fuerzas. Voló hasta la pequeña república de Surinam para adentrarse luego en la selva, donde vivió con un grupo de indígenas durante un breve periodo de tiempo. Durante su estancia se alimentó de la misma forma que los nativos. Cada día le servían un plato preparado con coco.

«El jefe del poblado me comentó que el coco era el ingrediente básico de todas sus medicinas. También utilizaban la leche de coco y otras plantas y hierbas de la selva para preparar sus remedios. Los indígenas tomaban coco todas las mañanas para prevenir las enfermedades», afirma Dafoe. Su salud comenzó a mejorar, recuperó su fuerza y su energía y engordó dieciséis kilos. Cuando regresó a casa seis semanas más tarde, se sometió a un nuevo análisis de laboratorio. En esta ocasión los resultados indicaron que su carga viral se había desplomado hasta niveles indetectables. El virus VIH que había asolado su cuerpo ya no era cuantificable.

Dafoe sigue desayunando coco mezclado con cereales todos los días. Está convencido de que esto es lo que mantiene el virus bajo control y le permite seguir disfrutando de buena salud. Con una enorme alegría de vivir, afirma: «Me siento fenomenal, tengo más energía que nunca».[1]

Otro beneficio extraordinario del aceite de coco es su capacidad para prevenir las enfermedades cardiovasculares. Sí, en efecto, he dicho que previene las enfermedades cardiovasculares. Aunque durante años nos han hecho creer que las favorece, investigaciones recientes han demostrado precisamente lo contrario. De hecho, este alimento será ampliamente aceptado en un futuro cercano como una importante ayuda en la lucha contra las enfermedades cardiovasculares y otras dolencias cardiovasculares.

He seguido investigando no solo el aceite de coco sino también otros aceites. Me han impresionado tanto los beneficios potenciales del aceite de coco para la salud que he sentido la obligación de compartir lo que he aprendido con el resto del mundo. Este es el motivo por el cual he escrito este libro. Antes de continuar, quiero dejar muy claro que no me dedico a vender aceite de coco ni tengo ningún interés económico en este aspecto. Mi propósito es disipar mitos y concepciones erróneos y dar a conocer algunas de las muchas curaciones milagrosas del aceite de coco. Lo que aprenderás en este libro puede parecer increíble —en muchos casos quizás demasiado increíble— pero no he inventado nada. Todo lo que afirmo en él está basado en estudios científicos, en registros históricos y en mi experiencia personal. Si deseas comprobarlo, al final del libro encontrarás referencias y fuentes de información adicionales.

Siempre que hablo del aceite de coco lo primero que piensa la gente es: «Pero ¿no es malo para la salud?». Es posible que esta haya sido tu reacción al conocer este libro. Te invito a que reflexiones unos minutos. Para comprender lo ridícula que es la idea de que el aceite de coco es perjudicial, lo único que necesitas es apelar al sentido común. Millones de personas que habitan en Asia, en las islas del Pacífico, en África y en América Central han utilizado los cocos (y su aceite) como fuente principal de su alimentación durante miles de años. Tradicionalmente, todas estas personas tienen mejor salud que los habitantes de Norteamérica y Europa que no suelen consumir coco.[2] Antes de que se introdujeran los alimentos modernos en estas regiones, la dieta de sus habitantes se basaba casi exclusivamente en el coco. No sufrían enfermedades cardiovasculares, cáncer, artritis, diabetes ni otras afecciones degenerativas modernas; al menos no las padecieron hasta que abandonaron su dieta tradicional a base de coco y comenzaron a consumir alimentos modernos. Es posible que pronto te convenzas de que el aceite de coco no es el villano maldito que nos han retratado.

EL ÁRBOL DE LA VIDA

Si viajaras por el mundo en busca de un pueblo con un nivel de salud muy superior al que puede encontrarse en la mayoría de los países, te maravillarías al conocer a los nativos de las islas del Pacífico Sur.

En su paraíso tropical, estos pueblos disfrutan de una prodigiosa buena salud y prácticamente carecen de los dolores y molestias característicos de las enfermedades degenerativas que afectan a la mayor parte del resto del mundo. Estas

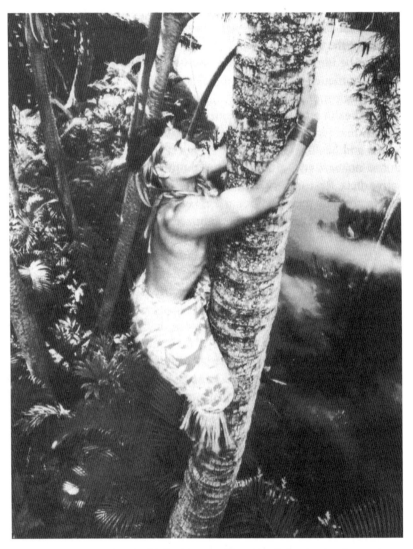

Los habitantes de las islas del Pacífico han aprendido a trepar fácilmente a los altos cocoteros con el fin de cosechar los cocos frescos. (Foto cortesía del Centro Cultural Polinesio de Hawai.)

personas son sanas y robustas. Las enfermedades cardiovasculares, el cáncer, la diabetes y la artritis son prácticamente desconocidas, al menos entre los que mantienen la dieta autóctona tradicional. Hace tiempo que los investigadores han observado que la salud de estas personas se deteriora cuando comienzan a abandonar su dieta tradicional en favor del consumo de alimentos occidentales. Cuanto mayor es la occidentalización, más parecidas son sus enfermedades a las que padecemos nosotros.

Ian Prior, cardiólogo y director de la unidad de epidemiología del hospital Wellington, de Nueva Zelanda, afirma que esta tendencia se ha puesto claramente de manifiesto entre los isleños que habitan en el Pacífico: «Cuanto más costumbres occidentales adopta un isleño, más predispuesto está a padecer nuestras enfermedades degenerativas». Prior comenta que cuanto más se alejan de la dieta de sus ancestros «más se exponen a enfermedades como la gota, la diabetes, la aterosclerosis, la obesidad y la hipertensión».[3]

Estas personas han consumido alimentos autóctonos durante siglos sin sufrir las enfermedades degenerativas que son tan comunes en nuestra sociedad. Estas afecciones solo empezaron a manifestarse entre estas poblaciones a medida que comenzaron a incorporar el estilo de vida y los hábitos alimentarios occidentales. La mayoría de los habitantes de las islas del Pacífico han adoptado una alimentación moderna; los únicos que están a salvo de las enfermedades que atormentan a gran parte del resto del mundo son aquellos que conservan su cultura nativa y su dieta tradicional. Aunque la presencia de estos males puede deberse a diversos factores, es evidente que el cambio de dieta tiene una gran influencia.

¿Qué milagroso alimento protege a estas personas de las enfermedades degenerativas? ¿Cuál es ese alimento misterioso que se ha utilizado en todas las culturas tropicales de las islas del Pacífico y, sin embargo, es relativamente desconocido en las dietas occidentales?

Un estudio sobre los tipos de alimentos que consumen habitualmente estas comunidades incluye los plátanos, los mangos, las papayas, los kiwis, los taros,* la raíz de la palmera sago y los cocos. Todas estas frutas son muy comunes en los trópicos pero solo algunas de ellas se han popularizado y utilizado como fuentes alimentarias básicas por millones de habitantes de las islas. Los mangos, por ejemplo, únicamente se encuentran en lugares determinados y no representan una fuente alimentaria relevante en la mayoría de las poblaciones. Del mismo modo, los plátanos son abundantes en algunas zonas pero relativamente raros en otras y tampoco desempeñan un papel demasiado importante en la dieta de los habitantes de otras localidades.

Los alimentos más consumidos en las comunidades polinesias y asiáticas de la región del Pacífico son las raíces del taro y de la palmera sago, y el fruto de los cocoteros. Las raíces mencionadas son ricas fuentes de fibra y carbohidratos y conforman la dieta básica de muchas poblaciones isleñas, como el arroz o el trigo en otras partes del mundo. Hablando en términos nutricionales, la calidad de estos alimentos es inferior a la del arroz y el trigo y, por otra parte, contienen menos vitaminas y minerales por volumen. Por lo tanto, sería bastante extraño que fueran el secreto de la buena salud de los isleños.

---

* N. de la T.: la *Colocasia esculenta* es comúnmente llamada taro (del tahitiano) o kalo (del hawaiano) y conocida como cará en Brasil y malanga en Puerto Rico, México, República Dominicana, Colombia y Cuba. En las islas Canarias y Costa Rica se conoce por ñame.

El único alimento que se consume masivamente en esta región es el coco. ¿Podría ser el alimento milagroso gracias al cual estas personas son las más sanas de todo el planeta? Las investigaciones realizadas durante las últimas décadas indican que es muy probable que así sea. Los cocos se han utilizado durante siglos como alimento básico de la dieta de la mayoría de los pueblos polinesios, melanesios y de muchas comunidades asiáticas que habitan en la región. El coco se utiliza como alimento, como aromatizante y también para preparar bebidas. Es un fruto muy valorado por su rico contenido en aceite, que se utiliza en la cocina para preparar diversos platos.

Quizás el componente más destacado del coco sea el aceite. El aceite de coco es excepcional. Ningún otro aceite empleado para el consumo humano se parece a él, excepto el de otros frutos de la palmera como, por ejemplo, el aceite de palmiste* (un pariente del coco).

En nuestra sociedad moderna, en la cual nos aconsejan constantemente reducir la ingesta de grasas, suena extraño oír que el consumo razonable de un tipo particular de aceite puede ser un hábito sano que ayuda a prevenir las enfermedades. Sin embargo, yo añadiría que consumir más aceite puede ser uno de los cambios más saludables que puedes introducir en tu dieta, siempre que sea aceite de coco.

Nos dicen que para reducir el riesgo de enfermedades cardiovasculares deberíamos limitar el consumo de grasas a un máximo del 30% de nuestra ingesta total diaria de calorías. No obstante, los pueblos polinesios consumen grandes

---

* N. de la T.: el aceite de palmiste se obtiene de la nuez de la semilla del fruto de la palma aceitera (o palma de aceite).

cantidades de grasa, principalmente procedente del coco. En algunos casos el consumo de grasas alcanza el 60% de su ingesta total diaria de calorías (dos veces el límite recomendado). El límite del 30% es adecuado para los aceites que se consumen habitualmente en los países occidentales, pero el aceite de coco es diferente. Es uno de los aceites «buenos» que potencian la salud. A medida que los investigadores lo han estudiado, se ha convertido en el aceite dietético por excelencia de todos los tiempos, ofreciendo beneficios para la salud que superan incluso los de otros aceites muy reconocidos.

Cada vez que se nombra el aceite de coco, la mayoría de las personas piensa en grasas saturadas y, en consecuencia, suponen que es perjudicial. Es cierto que el aceite de coco es primordialmente una grasa saturada; sin embargo, lo que en general se ignora es que hay muchos tipos diferentes de grasas saturadas y que todas ellas afectan al cuerpo de distinto modo. El tipo de grasas saturadas presente en el aceite de coco, un producto vegetal, es completamente diferente al que se encuentra en los productos de origen animal. La diferencia es sustancial y ha sido documentada en detalle por investigaciones científicas durante muchos años.

Los beneficios terapéuticos de este aceite único hallado en los cocos son muy conocidos entre los investigadores de lípidos. Se utiliza en hospitales para alimentar a pacientes con trastornos digestivos y problemas derivados de una absorción ineficiente de los alimentos, así como para alimentar a bebés y niños pequeños que no pueden digerir otras grasas. Además, ha sido el ingrediente principal en la mayoría de las fórmulas comerciales para bebés. A diferencia de otras grasas, el aceite de coco protege contra las enfermedades cardiovasculares, el cáncer, la diabetes y muchas otras afecciones degenerativas. Fortalece el sistema inmunológico, ayudando de este modo al organismo a defenderse de las infecciones y las enfermedades. Es único entre los aceites porque facilita la pérdida de peso, y esto le ha merecido la reputación de ser el único aceite del mundo que es bajo en calorías.

Hace mucho tiempo que el aceite de coco ganó notoriedad. Es un producto muy apreciado por muchas culturas de todo el mundo, no solo como un valioso alimento sino también como una eficaz medicina. En las regiones tropicales se emplea en muchos procedimientos de la medicina tradicional. En la India, por ejemplo, es un ingrediente importante en algunas de las fórmulas ayurvédicas. La medicina ayurvédica se practica allí desde hace miles de años y aún sigue siendo el tratamiento médico principal para millones de personas. Los habitantes de Panamá beben aceite de coco para superar las enfermedades. De generación en generación han aprendido que su consumo acelera la recuperación de cualquier tipo de dolencia. En Jamaica, es considerado un excelente tónico para la salud del corazón. En Nigeria y otras partes del África tropical, el aceite de palmiste (muy similar al de coco) es un remedio fiable para todo tipo de afecciones. Se utiliza desde hace muchísimo tiempo y es el remedio tradicional que más frecuentemente se administra a los enfermos.[4] Entre los pueblos polinesios, los cocoteros son más valorados que cualquier otra planta debido a su valor nutricional y sus propiedades beneficiosas para la salud. Las culturas donde crecen estas especies valoran las curaciones milagrosas del aceite de coco; sin embargo, sus beneficios se conocen en el resto del mundo desde hace relativamente poco tiempo.

Si has evitado consumir aceite de coco debido a su contenido en grasas saturadas, eres una más de los cientos de miles de personas que han sido engañadas por empresas comerciales que actúan guiadas por sus propios intereses. Es probable que te muestres escéptico y rechaces la idea de que el aceite de coco es un alimento sano. En una época yo pensaba exactamente lo mismo pero después de haber investigado la literatura científica en profundidad durante varios años y de haberlo empleado personalmente en mi práctica clínica, ahora tengo una nueva opinión sobre este maravilloso aceite. Gran parte de la información presentada en este libro es tan novedosa que ni siquiera la conocen la mayoría de los profesionales de la salud.

La decisión de emplear el aceite de coco para todas tus necesidades culinarias puede ser una de las más saludables que jamás podrías tomar. En este libro descubrirás muchos de los beneficios que el coco y su aceite le reportan a tu salud. También sabrás por qué los investigadores consideran ahora que el de coco es el aceite más sano del mundo. Sabrás por qué muchos pueblos asiáticos y polinesios llaman al cocotero «el árbol de la vida».

LA GUERRA DE LOS ACEITES TROPICALES

A estas alturas quizás te gustaría preguntarme: «Si el aceite de coco es tan bueno como dices, ¿por qué tiene tan mala reputación?». La razón es muy simple: el dinero, la política y los malos entendidos. Todo el mundo sabe que el aceite de coco es una grasa saturada; y ¿quién desea añadir grasas saturadas a su dieta? Nos aconsejan constantemente reducir nuestra ingesta de grasas, en especial, de grasas saturadas. Las palabras «grasas saturadas» prácticamente se han convertido en un sinónimo de «enfermedad cardiovascular». Muy pocas personas conocen la diferencia entre los ácidos grasos saturados de cadena media que están presentes en el aceite de coco y los ácidos grasos saturados de cadena larga, propios de la carne y de otros alimentos. Para la mayoría de las personas la grasa saturada es sencillamente grasa saturada —una sustancia nefasta que está al acecho en los alimentos esperando la oportunidad para atacar y derribarte con un ataque cardíaco—. ¡Ni siquiera los médicos conocen la diferencia! La mayoría incluso ignora que existe más de un tipo de grasa saturada. Si alguien te advierte que no debes consumir aceite de coco porque es una grasa saturada, seguramente no tiene ni idea de que existen varios tipos de grasas (hablaré de ellos en los próximos capítulos). ¿Y tú estás dispuesto a hacerle caso? Estas personas solo repiten lo que han oído y no tienen ningún conocimiento de las grasas ni de cómo pueden afectar al organismo. Desafortunadamente, también se puede incluir en esta categoría a muchos profesionales de la salud y autores de libros de salud y bienestar. La verdad sobre el aceite de coco ha vuelto a salir a la luz hace muy poco tiempo.

Ya en los años cincuenta los investigadores comenzaron a revelar los beneficios que el aceite de coco reporta a la salud. Durante muchos años se lo consideró un aceite «bueno» con muchos usos nutricionales. Entonces, ¿cómo llegó a convertirse en el despreciable villano que obstruye las arterias? Gran parte del mérito corresponde a la Asociación Americana de la Soja (ASA, por sus siglas en inglés).

Todo comenzó a mediados de la década de los ochenta. En esa época los medios de comunicación se dedicaron a advertir frenéticamente al público que existía una nueva amenaza para la salud: los aceites tropicales. Proclamaron que el aceite de coco era una grasa saturada y que podía provocar ataques cardíacos. En todas partes, cualquier producto que contuviera aceite de coco o de palma* era criticado por ser dañino para la salud. En respuesta a la reacción del público, al parecer bastante apabullante, los cines comenzaron a preparar sus palomitas de maíz con aceite de soja. Los fabricantes de alimentos sustituyeron los aceites tropicales que habían empleado durante años por el aceite de soja. Los restaurantes también dejaron de utilizar los aceites tropicales en favor del de soja y otros aceites vegetales. A comienzos de los noventa, el mercado de los aceites tropicales quedó reducido a una mínima parte de lo que había llegado a ser. Los promotores de esta campaña mediática difamatoria declararon su victoria en la lucha contra los aceites tropicales.

Esta guerra de aceites, desafortunadamente, consiguió que todo hombre, toda mujer y todo niño estadounidense (y también de otros lugares del mundo) fueran sus víctimas. El único ganador fue la industria de la soja. ¿Por qué todos nosotros fuimos víctimas? Porque el aceite que vino a reemplazar el de palma y el de coco era un aceite vegetal hidrogenado (principalmente derivado de la soja), uno de los aceites más dañinos para la salud. Resulta irónico que estos sustitutos

---

* N. de la T.: el aceite de palma se extrae de la pulpa o parte carnosa del fruto de la palma aceitera.

hidrogenados contengan tanta grasa saturada como los aceites tropicales.[5] Estos productos de sustitución no contienen ácidos grasos de cadena media fácilmente digeribles, como los que se encuentran en el aceite de coco; por el contrario, están compuestos por ácidos grasos trans, que son tóxicos. El resultado ha sido la sustitución de aceites tropicales sanos por aceites vegetales alterados químicamente. Todos somos víctimas porque nuestra salud se resiente cuando consumimos alimentos que contienen estos aceites.

Toda la campaña fue orquestada cuidadosamente por la ASA con el propósito de eliminar la competencia de los aceites tropicales importados. Durante las décadas de los sesenta y setenta, las investigaciones indicaron que algunas formas de grasa saturada aumentaban los niveles de colesterol en sangre. Dado que los niveles elevados de colesterol son un factor de riesgo en el desarrollo de las enfermedades cardiovasculares, la grasa saturada se consideró un componente alimenticio no recomendable y se nos aconsejó reducir su consumo. La opinión prevaleciente era que había que ingerir la menor cantidad posible de grasa saturada.

Sacando provecho del miedo del público, que comenzó a asociar los aceites tropicales con las enfermedades cardiovasculares, la ASA se propuso crear una crisis de salud, que llegó a ser tan pavorosa que el público literalmente tenía miedo de usar aceites tropicales. En 1986 la asociación envió a los agricultores que cultivaban soja un «kit para combatir las grasas», alentándolos a escribir a funcionarios gubernamentales, empresas de alimentación y demás, en protesta por la invasión de «las grasas tropicales altamente saturadas, como los aceites de coco y de palma». Se exhortó a las esposas y a los familiares de alrededor de cuatrocientos mil cultivadores de soja a recorrer el país para ejercer presión pregonando los beneficios del aceite de soja. Algunas asociaciones que trabajaban en el campo de la salud, con buenas intenciones pero bastante desatinadas, como el Centro para las Ciencias por el Interés Público (CSPI, por sus siglas en inglés) se sumaron a la batalla y emitieron nuevos comunicados refiriéndose a los aceites de palma, palmiste y coco como «grasas que obstruyen las arterias».

El CSPI, un grupo activista de consumidores sin ánimo de lucro, comenzó a criticar las grasas saturadas desde el mismo momento en que se fundó, lo que sucedió en la década de los setenta. Como la mayoría de los defensores de la buena nutrición de su época, sus miembros creyeron equivocadamente que todas las grasas saturadas eran iguales y las atacaron con determinación. Animados por la publicidad generada por la ASA, comenzaron a intensificar sus ataques. Con el propósito de ejercer presión, criticaron encarnizadamente los aceites tropicales en todos sus artículos promocionales, nuevas publicaciones e iniciativas con el argumento de que eran altamente saturados. Al parecer el CSPI consideraba que la grasa saturada era el peor mal al que se había enfrentado la humanidad. La ASA había encontrado un aliado poderoso que le servía de portavoz en su campaña para eliminar los aceites tropicales del mercado.

Para ser un grupo que afirmaba promover una nutrición responsable, el CSPI demostró una asombrosa ignorancia en relación con las grasas saturadas, en especial con el aceite de coco. En vez de comunicar al público la verdad sobre las grasas saturadas, lo único que consiguió fue reforzar las ideas erróneas, las mentiras y las falsedades que había vertido la ASA. La falta de conocimiento que demostró el CSPI con respecto a la bioquímica de los lípidos se puso de manifiesto en un folleto que publicó con el título «Ataque a las grasas saturadas». El público lego y muchos profesionales de la salud pueden haber sido engañados por la información contenida en dicho folleto. Sin embargo, la doctora Mary Enig, especialista en bioquímica nutricional, asegura: «Había muchas equivocaciones sustanciales en aquel proyecto, incluyendo errores en la descripción de la bioquímica de las grasas y los aceites, además de afirmaciones inexactas sobre el contenido de grasa y aceite en muchos de los productos mencionados».[6] No obstante, la mayoría de las personas no podían saberlo y tanto el folleto como otras informaciones inexactas distribuidas por el grupo lograron convencer a muchos individuos, que rechazaron rotundamente los aceites tropicales. La falta de conocimientos científicos rigurosos del CSPI lo convirtió en una marioneta para la ASA.

En octubre de 1988 un hombre que había sobrevivido a un ataque cardíaco y era fundador de la Asociación Nacional de Salvadores del Corazón, el millonario de Nebraska Phil Sokolof, se sumó al tren de los medios de comunicación. Inició una campaña publicitaria consistente en anuncios a página completa en los que acusaba a las empresas alimentarias de «envenenar a América» por utilizar aceites tropicales con grandes niveles de grasas saturadas. Opositor radical de la grasa saturada, organizó una campaña frenética a nivel nacional mediante la cual divulgó que los aceites tropicales eran un peligro para la salud. Uno de los anuncios mostraba un coco «bomba» con la mecha encendida. También advirtió a los consumidores de que su salud estaba amenazada por los aceites de coco y de palma. No pasó mucho tiempo antes de que el público se convenciera de que el aceite de coco era la causa de las enfermedades cardiovasculares.

Los fabricantes de alimentos decidieron sumarse a su iniciativa. Con la intención de aprovecharse del rechazo general a los aceites tropicales, intentaron añadir a sus productos etiquetas que incluían la siguiente frase: «No contiene aceite tropical». La Comisión Federal de Comercio de Estados Unidos estableció que esas etiquetas eran ilegales porque su contenido implicaba una declaración de propiedades saludables y, por tanto, transmitía el mensaje de que el producto en cuestión era de mejor calidad por no contener aceite tropical a pesar de que no había pruebas suficientes para respaldar dicha afirmación.

La ficción triunfa sobre los hechos reales

Mientras tanto, los exportadores de aceite tropical de Malasia prepararon una campaña de relaciones públicas contra lo que denominaron «tácticas despiadadas de amedrentación» empleadas en contra de su producto. La guerra de los aceites tropicales se hallaba en plena efervescencia. Estaba en juego el mercado americano del aceite vegetal con ganancias anuales de tres mil millones de dólares, y los principales productores nacionales de aceite de soja habían puesto en marcha una guerra de propaganda feroz contra los competidores extranjeros.

La industria del aceite tropical contaba con pocos aliados y, comparativamente, con escaso poder financiero para tomar represalias, por lo que no fue capaz de luchar contra los esfuerzos conjuntos de la ASA, el CSPI y otras agrupaciones. Pocas personas hacían caso de las únicas voces que protestaban por la divulgación de información falsa en contra de los aceites tropicales.

Cuando se inició el ataque contra el aceite de coco, los profesionales de la medicina y los investigadores que estaban familiarizados con él se preguntaron cuáles serían los motivos. Sabían perfectamente que el aceite de coco no contribuía a la aparición de enfermedades cardiovasculares sino que, por el contrario, reportaba muchas ventajas para la salud. Algunos incluso decidieron intervenir para aclarar las cosas, pero para entonces el público ya se había alineado firmemente con la ASA y se negó a escuchar.

Se solicitó a los investigadores familiarizados con los aceites tropicales que testificaran sobre las implicaciones que estos productos tenían para la salud. «El aceite de coco tiene un efecto neutral sobre el colesterol en sangre, aun en situaciones en las que constituye la única fuente de grasa», informó el doctor George Blackburn, investigador de la Facultad de Medicina de la Universidad de Harvard, que compareció como testigo en una audiencia del Congreso celebrada el 21 de junio de 1988 para abordar el tema de los aceites tropicales. «Estos aceites [tropicales] han sido una parte sustancial de la dieta de muchos grupos humanos durante miles de años sin que jamás existiera ninguna evidencia de efectos nocivos para las poblaciones que los consumían», declaró la doctora Mary G. Enig, experta en grasas y aceites y antigua investigadora adjunta de la Universidad de Maryland.[7]

El doctor C. Everett Koop, excirujano general de Estados Unidos, afirmó que el miedo a los aceites tropicales era «pura tontería». Los intereses comerciales que seguían fomentando la histeria contra las grasas saturadas por pura ignorancia o que intentaban desviar la culpa a terceros, estaban «aterrorizando al público sin ningún motivo». Muchos grupos de interés público condenaron equivocadamente al aceite de coco por creer que todas las grasas saturadas eran nocivas para el organismo.

El doctor David Klurfeld, jefe del Departamento de Nutrición y Ciencia de los Alimentos de la *Wayne State University*, declaró que la campaña en contra de los aceites tropicales era «un confuso galimatías de relaciones públicas». Señaló que los aceites tropicales representaban únicamente el 2% de la dieta norteamericana y que, aun cuando fueran tan perjudiciales como afirmaba la ASA, su efecto no era demasiado relevante para la salud: «La cantidad de aceites tropicales incluidos en la dieta norteamericana es tan baja que no existe ninguna razón para preocuparse. Los países con la mayor ingesta de aceite de palma de todo el mundo son Costa Rica y Malasia; sus tasas de enfermedades cardiovasculares y sus niveles de colesterol en suero son muy inferiores a las de los países occidentales. Esto [se refería a los aceites tropicales] jamás constituyó un problema real para la salud».

A pesar de los testimonios de reconocidos profesionales médicos e investigadores de lípidos (grasas y aceites), los medios de comunicación no prestaron demasiada atención a estas declaraciones. La crisis de la grasa saturada era noticia y estaba presente en todos los titulares. Los principales periódicos, las emisoras de radio y las cadenas de televisión desarrollaron nuevas y alarmantes historias basándose en los anuncios publicitarios que atacaban las grasas saturadas. Una de esas historias llevaba por título «El aceite que llegó del infierno». Los que conocían la verdad sobre el aceite de coco fueron ignorados, e incluso criticados, por aquellos a quienes la campaña difamatoria había lavado el cerebro. Debido al delirio mediático desatado por la ASA y sus aliados, el mensaje ficticio que pregonaron se impuso a los hechos científicos.

La maldición de los ácidos grasos trans

Haciéndose eco del sentimiento del público, los restaurantes McDonald's, Burger King y Wendy's anunciaron que reemplazarían la grasa saturada que habían utilizado hasta el momento por aceites vegetales más «sanos». En realidad, el cambio no hizo más que aumentar el contenido graso de los alimentos fritos y, como resulta evidente, no fue saludable. Las pruebas realizadas por la Administración de Medicamentos y Alimentos y otras organizaciones revelaron que las patatas fritas preparadas con sebo bovino absorbían menos grasas que las que se freían en aceite vegetal. Esto dio lugar a estimaciones que concluyeron que el cambio al aceite vegetal duplicaría con creces el contenido graso de las patatas fritas y, por tanto, aumentaría el consumo de grasas.[8] Además, se trataba de grasa hidrogenada, que es aún más dañina que el sebo bovino porque contiene ácidos grasos trans, que son tóxicos. Estos ácidos grasos tienen un efecto todavía más negativo sobre el colesterol en sangre que el sebo bovino y, en consecuencia, constituyen un riesgo mayor para las enfermedades del corazón.

La ASA consiguió producir una crisis de salud sin que existiera ningún motivo para ello. La ignorancia general sobre la nutrición de la mayoría de las personas las condujo a alinearse con la industria de la soja, lo que prueba que el dinero y la política pueden ocultar la verdad. En realidad, no se trató únicamente de una protesta pública; el cambio se produjo debido a una campaña negativa muy agresiva. Como resultado, la mayoría de las empresas alimentarias reaccionaron al miedo de los consumidores modificando la fórmula de cientos de productos y reemplazando los aceites tropicales por aceites hidrogenados. Desde 1990, la industria de la comida rápida ha preparado patatas fritas utilizando aceite vegetal hidrogenado en vez de sebo bovino y aceites tropicales. El cambio se basó en la opinión dominante de que los aceites vegetales eran más sanos que otros aceites.

El pan, las galletas, los bizcochos, las sopas, los guisos, las salsas, las golosinas y las comidas preparadas y congeladas de todo tipo se elaboraban habitualmente con aceites tropicales. Hasta finales de 1980 los aceites tropicales eran ingredientes comunes en muchos de nuestros alimentos. La industria alimentaria los empleaba en cantidades considerables porque conferían muchas propiedades beneficiosas a los alimentos. Estas grasas saturadas de origen vegetal son muy estables y por ello no se ponen rancias, como sucede con los aceites poliinsaturados. Cuando se empleaban los aceites tropicales, los alimentos permanecían frescos durante un periodo de tiempo más largo y eran más sanos. Pero este ya no es el caso. Hoy en día, es difícil encontrar alimentos preparados con ellos.

El resultado de la guerra de los aceites tropicales es que el de coco y el de palma prácticamente han desaparecido de nuestros alimentos. ¿Y cuáles han sido las consecuencias? Ahora consumimos muchos menos ácidos grasos beneficiosos para la salud (como los que contiene el aceite de coco) y muchos más ácidos grasos trans (como los que se encuentran en el aceite de soja), que son nocivos para nuestro organismo. Tres cuartas partes de dicho aceite son hidrogenadas (es decir, contienen hasta un 50% de ácidos grasos trans). [9] Esto significa que en nuestros alimentos ahora existe una enorme cantidad de ácidos grasos trans perjudiciales que antes no incluían. Por ejemplo, una comida de restaurante que en 1982 contenía solo 2,4 gramos de ácidos grasos trans ahora contiene en torno a los 19,4 gramos, ¡una cantidad exorbitante! La comida es la misma, lo único diferente es el aceite. Como los aceites hidrogenados se usan en todas partes, nos vemos obligados a soportar la maldición de los ácidos grasos trans en todo lo que comemos, a menos que nos dediquemos a preparar todos nuestros alimentos.

Sí, hemos perdido la guerra. Hemos perdido la gran cantidad de beneficios para la salud que nos reportaría el consumo frecuente de los productos derivados del coco. Pero también hemos ganado. Hemos ganado una mayor posibilidad de sufrir enfermedades cardiovasculares e infecciosas, cáncer, diabetes, obesidad y trastornos del sistema inmunológico, todos ellos asociados al consumo de aceites vegetales hidrogenados y parcialmente hidrogenados. Gracias a las astutas estrategias de marketing de la ASA y a los esfuerzos desatinados de los grupos de interés público, hemos reemplazado una grasa beneficiosa para la salud por otra muy perjudicial y destructiva.

Todavía no se han apagado las ascuas que encendió esta guerra. Muchos escritores y conferenciantes mal informados siguen contribuyendo a condenar el aceite de coco por contener grasa saturada «que bloquea las arterias». ¿Y tú a quién vas a creer? ¿Acaso te fías de la industria de la soja, que tiene enormes intereses económicos en juego? ¿O piensas confiar en la evidencia que nos ofrecen las poblaciones que consumen grandes cantidades de aceite de coco y cuya salud es mejor que la nuestra? Personalmente, me inclino por esas personas que consumen aceite de coco y no padecen enfermedades cardiovasculares. En los países occidentales, tomamos muy poco aceite de coco pero consumimos una cantidad significativa de aceites vegetales hidrogenados. ¿Y cuál es el resultado? Las enfermedades cardiovasculares nos arrasan; son la primera causa de mortalidad.

Los estudios realizados demuestran claramente que el aceite de coco natural incluido en una dieta normal no tiene un efecto nocivo sobre el colesterol en sangre. El aceite de coco no hidrogenado y no adulterado no tiene absolutamente ninguna consecuencia adversa para la salud. Las conclusiones de los estudios epidemiológicos revelan con rotundidad que las poblaciones que consumen grandes cantidades de aceite de coco prácticamente no sufren enfermedades cardiovasculares, en comparación con otras comunidades en las cuales este aceite constituye apenas una pequeña fracción de la dieta. Si fuera perjudicial para la salud, lo veríamos reflejado en la morbidez y mortalidad de las poblaciones con un alto consumo de aceite de coco. Por el contrario, los miembros de dichas comunidades se encuentran entre las personas más sanas del mundo. La simple lógica refuta claramente la campaña calumniosa de la ASA. Como descubrirás en los próximos capítulos, el aceite de coco ofrece tantos beneficios para la salud que merece ser considerado como «el aceite más sano del mundo».

– 2 –

Conocer las grasas

En este capítulo describo las diferencias que existen entre las grasas saturadas y no saturadas, y explico las razones por las cuales el aceite de coco se distingue de todos los demás aceites. Teniendo en cuenta que la singularidad de cada uno de ellos depende de su composición química, me veo obligado a describir las diferencias en términos químicos. Desafortunadamente, es normal que a quienes no poseen conocimientos científicos les resulte difícil entender los conceptos. Os ruego me disculpéis si este es vuestro caso; intentaré que mis explicaciones sean lo suficientemente sencillas como para que podáis comprenderlas. También podéis omitir esta parte del libro. El objetivo de este capítulo es ofrecer fundamentos científicos. Como es obvio, no es necesario dominar la química para beneficiarse del consumo del aceite de coco.

TRIGLICÉRIDOS

Los médicos utilizan con frecuencia el término «lípido» para referirse a la grasa. «Lípido» es un término general que incluye varios compuestos orgánicos semejantes a la grasa. Los lípidos más abundantes e importantes son, con diferencia, los triglicéridos. Cuando hablamos de grasas y aceites, por lo general nos referimos a los triglicéridos. Existen otros dos lípidos, los fosfolípidos y los esteroles (entre los que está el colesterol), que técnicamente no son grasas porque no son triglicéridos; sin embargo, tienen características similares y a menudo se definen como grasas.

¿Cuál es la diferencia entre grasa y aceite? Ambos se suelen usar indistintamente. Hablando en términos generales, la única diferencia real es que las grasas permanecen en estado sólido a temperatura ambiente y los aceites conservan su estado líquido. Por ejemplo, la manteca de cerdo se considera una grasa, mientras que el aceite de maíz se define como un aceite. No obstante, ambos son grasas.

Cuando cortas un filete, el tejido graso de color blanco que ves en su interior está compuesto de triglicéridos. El colesterol también está presente pero no se puede detectar a simple vista porque está entremezclado con las fibras de la carne. La grasa que nos perjudica (esa que cuelga de nuestros brazos, que tiene aspecto de gelatina en nuestros muslos o que puede hacer que tu estómago parezca un neumático de repuesto) está compuesta por triglicéridos. Estos forman parte de nuestra grasa corporal y de la grasa que vemos en los alimentos que consumimos. Casi el 95% de los lípidos de nuestra dieta, tanto de origen vegetal como animal, son triglicéridos.

Los triglicéridos se componen de moléculas de grasa individuales conocidas como ácidos grasos. Se necesitan tres moléculas de ácidos grasos para formar una sola molécula de triglicéridos. Tres ácidos grasos unidos por una molécula de glicerol forman un triglicérido.

Triglicérido

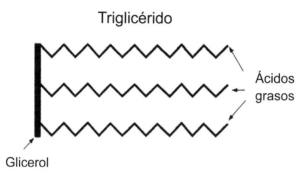

Ácidos grasos

Glicerol

ÁCIDOS GRASOS

Existen docenas de tipos diferentes de ácidos grasos. Los científicos los han agrupado en tres categorías generales: saturados, monoinsaturados y poliinsaturados. Cada categoría contiene varios miembros, de manera que, así como existen muchos tipos diferentes de grasa saturada, también existen diversas clases de grasas monoinsaturadas y poliinsaturadas. Cada uno de los ácidos grasos, independientemente de que sea saturado o no, afecta de distinta manera al organismo y tiene efectos diferentes sobre la salud. Por lo tanto, una grasa saturada puede afectar al organismo de una determinada manera, mientras que otra puede producir un efecto distinto. Esto puede aplicarse a las grasas monoinsaturadas y poliinsaturadas. Por ejemplo, el aceite de oliva se considera una de las grasas «buenas» porque las personas que lo consumen padecen menos enfermedades cardiovasculares. El aceite de oliva está compuesto esencialmente por un ácido graso monoinsaturado denominado ácido oleico. No obstante, no todas las grasas monoinsaturadas son beneficiosas. Otro ácido graso monoinsaturado conocido como ácido erúcico es extremadamente tóxico para el corazón, acaso mucho más que cualquier otro ácido graso conocido.[1] En términos químicos, la diferencia entre ambos no es muy significativa. Del mismo modo, algunos ácidos grasos poliinsaturados pueden también causar problemas. Por el contrario, los ácidos grasos saturados presentes en el aceite de coco no tienen ningún efecto nocivo y, de hecho, mejoran la salud. Por consiguiente, no podemos decir que un aceite sea «malo» porque es saturado ni tampoco que otro sea «bueno» porque es monoinsaturado o poliinsaturado. Todo depende del tipo de ácido graso y no simplemente de su grado de saturación.

No existe ningún aceite dietético que sea totalmente saturado o insaturado. Todos los aceites y grasas naturales están formados por una mezcla de las tres clases de ácidos grasos. Afirmar que un aceite es saturado o monoinsaturado es simplificar mucho las cosas. Se dice que el aceite de oliva es «monoinsaturado» porque predominantemente lo es pero, como todos los aceites vegetales, contiene también cierta cantidad de grasa saturada y poliinsaturada.

Las grasas animales son generalmente las más saturadas. Los aceites vegetales contienen grasas saturadas y también monoinsaturadas y poliinsaturadas. La mayoría son ricos en grasas poliinsaturadas, excepto los aceites de palma y de coco, que son muy ricos en grasa saturada. El de coco contiene un 92% de grasa saturada, más que cualquier otro aceite, incluyendo la manteca de cerdo y la grasa de carne vacuna.

Saturación y tamaño

No dejamos de oír los términos «saturado», «monoinsaturado» y «poliinsaturado», pero ¿qué significan? ¿Con qué se satura la grasa saturada? Todos los ácidos grasos consisten esencialmente en una cadena de átomos de carbono con números variables de átomos de hidrógeno acoplados a ellos. Una molécula de ácido graso que tiene dos átomos de hidrógeno acoplados a cada átomo de carbono se describe como «saturada» con hidrógeno porque conserva todos los átomos de hidrógeno posibles. Este tipo de ácido graso se conoce como grasa saturada. Un ácido graso al que le falta un par de átomos de hidrógeno en uno de sus carbonos se denomina grasa monoinsaturada. Si le faltan más de dos átomos de hidrógeno es una grasa poliinsaturada.

COMPOSICIÓN DE LAS GRASAS DIETÉTICAS (%)			
Aceite	Ácidos grasos saturados	Ácidos grasos monoinsaturados	Ácidos grasos poliinsaturados
Aceite de canola	6	62	32
Aceite de cártamo	10	13	77
Aceite de girasol	11	20	69
Aceite de maíz	13	25	62
Aceite de soja	15	24	61
Aceite de oliva	14	77	9
Grasa de pollo	31	47	22
Manteca de cerdo	41	47	12

COMPOSICIÓN DE LAS GRASAS DIETÉTICAS (%)			
ACEITE	ÁCIDOS GRASOS SATURADOS	ÁCIDOS GRASOS MONOINSATURADOS	ÁCIDOS GRASOS POLIINSATURADOS
Grasa de carne va-cuna	52	44	4
Aceite de palma	51	39	10
Mantequilla	66	30	4
Aceite de coco	92	6	2

Cuando falta un par de átomos de hidrógeno, los átomos de carbono contiguos deben formar un enlace doble (puedes ver los ejemplos en la página siguiente). Esto es muy importante porque este enlace doble produce un vínculo débil en la cadena de carbono que puede tener una influencia muy nociva sobre la salud.

El concepto de saturación se puede describir mediante una analogía con un autobús escolar lleno de niños. El autobús podría representar la cadena de carbono y los alumnos serían los átomos de hidrógeno. En cada asiento pueden sentarse dos alumnos, así como cada carbono puede contener dos átomos de hidrógeno. Un autobús en el que no hay ningún asiento vacío sería análogo a una grasa saturada. No pueden entrar más alumnos. Si dos alumnos se apean del autobús dejando un asiento libre, esto se puede asemejar a una grasa monoinsaturada. Si cuatro o más estudiantes abandonan el autobús y dejan dos o más asientos libres, esto correspondería a una grasa poliinsaturada. Un autobús escolar que solamente está lleno hasta la mitad sería como un ácido graso muy poliinsaturado.

La longitud de la cadena de los ácidos grasos, o el tamaño del autobús escolar, también es importante. Algunos ácidos grasos contienen solo dos átomos de carbono, mientras que otros tienen veinticuatro o incluso más. Los ácidos

Figura 1: las grasas saturadas están cargadas, o saturadas, con todos los átomos de hidrógeno (H) que pueden transportar. Este ejemplo corresponde al ácido esteárico, una grasa saturada de dieciocho átomos de carbono que se encuentra normalmente en la grasa de carne vacuna.

Figura 2: si se retira un par de átomos de hidrógeno de la grasa saturada, los átomos de carbono forman enlaces dobles entre sí con el fin de satisfacer sus requisitos de unión. El resultado sería una grasa insaturada. En este caso, formaría un ácido graso monoinsaturado. El ejemplo citado es el ácido oleico, un ácido graso monoinsaturado con una cadena de dieciocho átomos de carbono que está predominantemente presente en el aceite de oliva.

Figura 3: si faltan dos o más pares de átomos de hidrógeno y hay más de un enlace doble de carbono, se trata de un aceite poliinsaturado. El ejemplo corresponde al ácido linoleico, un ácido poliinsaturado con una cadena de dieciocho átomos de carbono. Esta es la grasa más común en los aceites vegetales.

EL MILAGRO DEL ACEITE DE COCO

grasos de dos átomos de carbono serían como un autobús que cuenta únicamente con dos asientos, de modo que solo puede transportar un máximo de cuatro alumnos, dos en cada asiento. Un ácido graso con veinticuatro carbonos sería como un autobús de veinticuatro asientos, es decir, con capacidad para cuarenta y ocho estudiantes.

El ácido acético, presente en el vinagre, tiene una cadena de solo dos átomos de carbono. Una cadena más larga puede tener cuatro, seis, ocho o más átomos de carbono. Los ácidos grasos naturales presentan generalmente un número par de átomos. El ácido butírico, un tipo de ácido graso hallado normalmente en la mantequilla, tiene una cadena de cuatro átomos de carbono. Los ácidos grasos predominantemente hallados en carnes y pescado, tienen una cadena de catorce átomos de carbono o incluso más larga. El ácido esteárico, común en la grasa vacuna, de dieciocho átomos de carbono. Los ácidos grasos cuyas cadenas constan de catorce a veinticuatro átomos de carbono se conocen como ácidos grasos de cadena larga (AGCL), los ácidos grasos de cadena media (AGCM) tienen entre ocho y doce átomos de carbono, y los de cadena corta (AGCC) entre dos y seis átomos de carbono. La longitud de la cadena de carbono es muy relevante y un factor clave para la digestión y metabolización de la grasa que ingerimos en la dieta.

El grado de saturación y la longitud de la cadena de carbono de los ácidos grasos determinan sus propiedades químicas y sus efectos sobre nuestra salud. Cuanto más saturadas sean las grasas y más larga la cadena, más dura será la grasa y más alto su punto de fusión. La grasa saturada, como la que contiene la manteca de cerdo, es sólida a temperatura ambiente. La poliinsaturada, como el aceite de maíz, es líquida a temperatura ambiente. La monoinsaturada es líquida a temperatura ambiente pero en la nevera se solidifica ligeramente y se torna semisólida. Los AGCC son suaves y fluidos; los AGCL, gruesos o serosos. La mantequilla, que contiene una mezcla de ácidos grasos saturados de cadena corta y larga, es muy suave cuando no está refrigerada y se derrite fácilmente cuando aumenta la temperatura ambiente en los días cálidos. La mayoría de los aceites vegetales tiene un punto de fusión muy bajo y, en consecuencia, son líquidos.

ÁCIDOS GRASOS			
Ácido graso	Número de átomos de carbono	Número de enlaces dobles	Fuente común
ÁCIDOS GRASOS SATURADOS			
Acético	2	0	Vinagre
Butírico	4	0	Grasa butírica
Caproico	6	0	Grasa butírica
Caprílico	8	0	Aceite de coco
Cáprico	10	0	Acelte de palma
Láurico	12	0	Aceite de coco
Mirístico	14	0	Aceite de nuez moscada
Palmítico	16	0	Aceite de origen vegetal y animal
Esteárico	18	0	Aceite de origen vegetal y animal
Araquídico	20	0	Aceite de cacahuete

ÁCIDOS GRASOS			
ÁCIDO GRASO	NÚMERO DE ÁTOMOS DE CARBONO	NÚMERO DE ENLACES DOBLES	FUENTE COMÚN
ÁCIDOS GRASOS MONOINSATURADOS			
Palmitoleico	16	1	Grasa butírica
Oleico	18	1	Aceite de oliva
Erúcico	22	1	Aceite de colza (canola)*
ÁCIDOS GRASOS POLIINSATURADOS			
Linoleico	18	2	Aceite vegetal
Alfa-linolénico	18	3	Aceite de semillas de lino
Araquidónico	20	4	Lecitina
Eicosapentaenoico	20	5	Aceites de pescado
Docosahexaenoico	22	6	Aceites de pescado

*El aceite de colza contiene un 55% de ácido erúcico, un ácido graso que es tóxico. A través de los procedimientos de ingeniería genética, el contenido de ácido erúcico se ha reducido a menos del 1%. Para distinguir este aceite genéticamente alterado del original, se le da el nombre de aceite de canola. Se trata del aceite de canola presente en nuestros alimentos.

Las grasas contenidas en los tejidos animales, así como en nuestro propio cuerpo, son principalmente triglicéridos de los ácidos esteárico, palmítico y oleico. El ácido oleico es una grasa monoinsaturada. El esteárico y el palmítico son grasas saturadas.

La grasa saturada presente en los alimentos consiste en una mezcla de los diferentes tipos. La leche, por ejemplo, contiene los siguientes ácidos: palmítico, mirístico, esteárico, láurico, butírico, caproico, caprílico y cáprico. Cada uno de estos ácidos grasos ejerce efectos diferentes sobre el organismo, determinados por la longitud de la cadena de carbono y el grado de saturación.

Entre los componentes de las grasas se han identificado ácidos grasos saturados que contienen hasta veintiséis átomos de carbono (C:26) y también con tan solo dos átomos de carbono (C:2) en la cadena. De todos ellos, el palmítico (C:16) es el más común y se encuentra prácticamente en todas las grasas. Otros ácidos grasos saturados comunes son el mirístico (C:14) y el esteárico (C:18).

El punto de fusión de los ácidos grasos saturados aumenta con la longitud de la cadena de carbono. Los ésteres de ácidos grasos que tienen más de dieciocho átomos de carbono son componentes característicos de las ceras. Los ácidos grasos con menos de diez átomos de carbono o más de veintidós no suelen abundar en la naturaleza.

Las grasas saturadas han sido muy criticadas porque contribuyen a aumentar los niveles de colesterol en sangre. Sin embargo, algunas grasas saturadas elevan el colesterol en sangre y otras no. Afirmar que todas lo incrementan sencillamente no es verdad. Los ácidos mirístico (C:14) y palmítico (C:16) son los que más elevan los niveles de colesterol. El esteárico (C:18) y la mayoría de los ácidos grasos saturados de cadena más corta (menos de doce átomos de carbono) no aumentan el colesterol en sangre.

Los AGCC son relativamente raros en la naturaleza. Las fuentes más comunes se encuentran en el vinagre y la mantequilla. Lo mismo se puede decir de los AGCM, aunque estos se hallan en concentraciones moderadas en algunas plantas tropicales. Los AGCL son, con diferencia, los que más abundan en la naturaleza. Estos últimos proporcionan el paquete energético más eficiente y compacto, y por lo tanto, producen las mejores grasas almacenables tanto en plantas como en animales. Casi todas las células grasas de nuestro cuerpo y del organismo de los animales son de cadena larga. Prácticamente, todos los ácidos grasos de la mayoría de las plantas, sean saturados o insaturados, pertenecen a la variedad de cadena larga.

| TRIGLICÉRIDOS DE CADENA LARGA | TRIGLICÉRIDOS DE CADENA MEDIA |

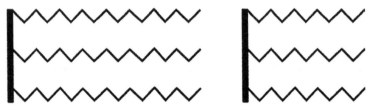

Los triglicéridos de cadena larga están compuestos por ácidos grasos de cadena larga y los triglicéridos de cadena media, por ácidos grasos de cadena media.

Las grasas halladas en nuestros alimentos se componen casi por completo de ácidos grasos de cadena larga. La mayoría de los aceites no contienen ácidos grasos de cadena corta ni de cadena media. Los que sí los incluyen, solo contienen cantidades mínimas que resultan insignificantes. Hay muy pocos alimentos con una cantidad apreciable de ácidos grasos de cadena corta o media, y todos ellos son saturados. La leche contiene cantidades mínimas de ácidos grasos de cadena corta. Estas grasas se concentran durante la elaboración de la mantequilla y están compuestas por un 12% del contenido graso total. Los frutos secos y aceites tropicales son, con diferencia, la mayor fuente dietética de ácidos grasos de cadena media.

Los aceites tropicales son únicos

La singularidad del aceite de coco y de sus parientes, el de palma y el de palmiste, consiste en que contienen la mayor fuente natural de ácidos grasos de cadena corta y media. Esta es la razón que los distingue de todos los demás aceites dietéticos y lo que les confiere sus increíbles propiedades para la salud.

El aceite de palma solo contiene una pequeña cantidad de AGCM. El de coco y el de palmiste son, sin duda, las fuentes dietéticas más ricas en estos importantes ácidos grasos. El de palmiste contiene un 58% de AGCM y el de coco, un 64%. Como ambos están predominantemente compuestos por AGCM, sus efectos sobre la salud se caracterizan por las propiedades biológicas y químicas asociadas con estas grasas.

Vamos a revisar brevemente lo que has aprendido hasta el momento acerca de las grasas y los aceites. Los que componen nuestra dieta son principalmente triglicéridos. Cada molécula de triglicérido está formada por tres ácidos grasos. Esos ácidos grasos, que están completamente cargados con átomos de hidrógeno y no tienen enlaces dobles de carbono, se denominan grasas saturadas; los que tienen uno o más enlaces dobles se conocen como grasas insaturadas. Las cadenas de carbono que conforman los ácidos grasos pueden tener desde dos hasta veinticuatro átomos de carbono. La mayoría de los ácidos grasos almacenados como grasa corporal son ácidos grasos de cadena larga (en forma de triglicéridos de cadena larga). Las grasas de nuestros alimentos se almacenan como tejido graso en nuestro organismo cuando no se utilizan de inmediato como fuente de energía. El aceite de coco se compone predominantemente de ácidos grasos de cadena media y corta, y por lo tanto tiene un efecto absolutamente diferente sobre el cuerpo que los típicos ácidos grasos de cadena larga (tanto saturados como insaturados) que abundan en la carne y en el resto de los aceites vegetales. Como verás en los próximos capítulos, los ácidos grasos de cadena media presentes en nuestros alimentos se descomponen y se utilizan esencialmente para la producción de energía, de manera que rara vez terminan formando grasa corporal o depósitos grasos en las arterias o en cualquier otro sitio del organismo. No producen grasa sino energía.

RADICALES LIBRES

Las investigaciones realizadas durante las tres últimas décadas han identificado un factor clave en la causa y el desarrollo de las enfermedades degenerativas y el envejecimiento. Se trata de los radicales libres. Para decirlo de una manera sencilla, un radical libre es una molécula renegada que ha perdido un electrón de su capa externa; todo radical libre tiene al menos un electrón no pareado. Esto crea una entidad molecular altamente inestable y potente. Estos radicales atacarán con rapidez una molécula vecina para robarle un electrón. La segunda molécula, despojada de un electrón, se transforma en un radical libre altamente reactivo y extrae un electrón de otra molécula cercana. Este proceso continúa como una reacción destructiva en cadena que puede afectar a cientos, o incluso miles, de moléculas.

Una vez que una molécula se convierte en un radical, sus propiedades físicas y químicas se modifican de forma permanente. Cuando esta molécula forma parte de una célula viviente, afecta a la función de la célula en su conjunto. Los radicales libres pueden atacar nuestras células, desgarrando literalmente sus membranas protectoras. Los compuestos celulares más sensibles, como el núcleo y el ADN, que transporta la impronta genética de la célula, pueden resultar dañados y dar lugar a mutaciones celulares y muerte celular.

Cuanto mayor sea el número de radicales libres que ataquen nuestras células, mayor será el daño y también el potencial para una destrucción grave. Si las células dañadas se encuentran en nuestro corazón o en las arterias, ¿qué es lo que sucede? ¿Y qué ocurre si son células cerebrales? Y si las células están en nuestras articulaciones, en el páncreas, en los intestinos, en el hígado o en los riñones, ¿cuál es la consecuencia? Piensa en ello. Si las células están dañadas, son disfuncionales o están muertas, ¿pueden todos estos órganos desempeñar su función de un modo óptimo o se degeneran?

El daño producido por los radicales libres se ha asociado a la pérdida de integridad de los tejidos y a la degeneración física. Cuando las células son bombardeadas por los radicales libres, los tejidos se deterioran progresivamente. Algunos investigadores creen que la destrucción provocada por ellos es la causa principal del envejecimiento.[2] A medida que el organismo envejece, mayor es el deterioro producido por la acumulación de ataques de radicales libres a lo largo de toda la vida.

Hoy en día, se han identificado alrededor de sesenta enfermedades degenerativas en las cuales están involucrados los radicales libres, ya sea en su causa o en su manifestación.[3] Otras afecciones se agregan regularmente a esta lista. Las investigaciones que han asociado las enfermedades más letales (como el ataque cardíaco y el cáncer) a los radicales libres han ampliado su campo para incluir la aterosclerosis, el derrame cerebral, las venas varicosas, las hemorroides, la hipertensión, la piel arrugada, las dermatitis, la artritis, los trastornos digestivos, los problemas reproductivos, las cataratas, la pérdida de energía, la diabetes, las alergias, los fallos de la memoria y el cáncer.

Cuanto más expuestos estamos a los radicales libres, más se deterioran nuestras células y tejidos y, en consecuencia, aumenta la posibilidad de que desarrollemos alguna de las enfermedades mencionadas. Nuestra exposición a los radicales libres se debe a los contaminantes que hay en el aire que respiramos y a los aditivos químicos y toxinas que contienen los alimentos y bebidas que ingerimos. Algunas reacciones de los radicales libres ocurren como parte del proceso natural del metabolismo celular. No podemos evitar todos los radicales libres presentes en el medio ambiente, pero sí limitarlos. El humo del tabaco, por ejemplo, produce reacciones de los radicales libres en los pulmones. Determinados alimentos y aditivos alimentarios causan reacciones destructivas de los radicales libres que afectan a todo el organismo. Reducir la exposición a las sustancias que causan radicales libres limitará el riesgo de desarrollar algunas de las enfermedades degenerativas. En este sentido, los tipos de aceite que consumes tienen un efecto muy importante sobre tu salud.

ACEITES POLIINSATURADOS

Cuando los nutricionistas nos aconsejan reducir la ingesta de grasas, automáticamente pensamos en la grasa saturada. Sin embargo, la recomendación implica restringir todas las grasas, incluyendo las poliinsaturadas. En un intento por reducir la grasa saturada, las personas suelen sustituir los aceites animales por otros de origen vegetal.

Sin embargo, muchas grasas vegetales no son mejores que las grasas animales que tratamos de evitar. ¡Y en algunos casos pueden ser incluso más dañinas!

La causa de que los aceites vegetales sean potencialmente nocivos es su insaturación. Los enlaces dobles de carbono en la molécula del aceite poliinsaturado son altamente vulnerables a la oxidación y a la formación de radicales libres.

Los aceites poliinsaturados se tornan tóxicos cuando se oxidan. Esto es lo que causa la rancidez. Los aceites se ponen rancios cuando se exponen al oxígeno, al calor o a la luz (natural o artificial). La oxidación promueve la formación de los dañinos radicales libres. Cuanto más tiempo se asiente el aceite en la botella, más posibilidades tiene de deteriorarse por oxidación. El aceite almacenado en botellas de plástico transparente está expuesto a la radiación dañina de la luz. Cualquier aceite poliinsaturado que se caliente, se oxida. Cuanto mayor sea la temperatura, mayor será el grado de oxidación. Cocinar alimentos a altas temperaturas acelera la oxidación. Existen muchos estudios (algunos de los cuales se publicaron ya en los años treinta) que han divulgado los efectos tóxicos derivados del consumo de aceites sometidos al calor.[4]

Los aceites se oxidan fácilmente cuando se calientan o se exponen al oxígeno. Los extraídos de semillas quedan inmediatamente expuestos al oxígeno, a la luz y al calor, de manera que el proceso de oxidación ya ha comenzado antes incluso de que el aceite abandone la fábrica. Y cuando lo compramos en la tienda, en cierta medida ya se ha tornado rancio.

Cuanto más se procesa un aceite, más posibilidades tiene de oxidarse. Los aceites vegetales más seguros son aquellos que han sido procesados a bajas temperaturas y envasados en recipientes oscuros. Los que se obtienen por presión en frío son aceites mínimamente procesados y por ello retienen la mayoría de sus antioxidantes naturales. Estos antioxidantes son importantes porque frenan el proceso de oxidación y la formación de radicales libres, demorando así el deterioro.

Los aceites son los maestros del engaño. No puedes distinguir a un pícaro de un santo. Son todos muy parecidos. El aceite vegetal más tóxico puede parecer tan dulce y puro como uno recientemente extraído en condiciones ideales.

El doctor Jurg Loliger, del Centro de Investigaciones de Nestlé, en Suiza, afirma en su libro *Free Radicals and Food Additives* (Radicales libres y aditivos alimentarios) que los productos de la oxidación primaria de los aceites vegetales no tienen un sabor ni un aroma cuestionables; sin embargo, los de la degradación secundaria sí son, por lo general, sustancias que pueden modificar mucho el aroma original y por lo tanto la percepción que tenemos del producto.[5] Es decir, que un aceite vegetal puro puede estar muy rancio sin que seamos capaces de percibirlo porque su estado no se puede detectar a través de su sabor ni de su aroma. Puedes consumir aceite vegetal rancio sin advertirlo; si se mezcla con otras sustancias, las reacciones de los radicales libres pueden causar que dichas sustancias originen un sabor y un aroma desagradables. El mal olor de la leche agria se debe a que las grasas rancias afectan a las proteínas y a otros componentes. Las proteínas de la leche que se deterioran debido a los radicales libres producen un olor putrefacto.

Los aceites vegetales que se guardan en almacenes, se transportan en camiones que no son frigoríficos y permanecen durante largos periodos de tiempo en las estanterías de las tiendas, se tornan rancios. No se guardan en sitios refrigerados y se suelen embotellar en recipientes transparentes a través de los cuales puede penetrar la luz, creando más radicales libres. Estos aceites pueden estar en el almacén durante meses antes de que se pongan a la venta. Sin embargo, como el aceite vegetal puro no da ningún signo de ranciedad, asumimos que el producto es seguro. En cierta medida, todos los aceites vegetales refinados y procesados de manera convencional ya están rancios en el momento que llegan a la tienda.

Y para empeorar las cosas, los aceites vegetales que compramos se quedan en los armarios de nuestra cocina durante meses y casi siempre los utilizamos para cocinar los alimentos. El calor acelera el proceso de oxidación y este aumenta la ranciedad del aceite, que será todavía menos saludable. El proceso de cocción genera también los tóxicos ácidos grasos trans, que incrementan los niveles de colesterol en sangre más aún que las grasas saturadas. Los ácidos grasos trans se han relacionado con diversas enfermedades degenerativas, entre ellas el cáncer.

Todos los aceites vegetales deberían ser envasados al vacío y en recipientes opacos y, además, se deberían guardar en la nevera. Esta medida no conseguirá detener completamente la producción de radicales libres, pero la demorará. Si tienes en casa aceites que no hayan sido almacenados de este modo, descártalos de inmediato. Tu salud es más importante que el dinero que has pagado por ellos. Si no has almacenado este tipo de aceites, consulta las fuentes de información incluidas al final de este libro.

ÁCIDO GRASO POLIINSATURADO

Los enlaces dobles de carbono son vulnerables al ataque de los radicales libres.

```
    H H H H    ↓  H  ↓    H H H H H H H H H O
    |  |  |  |      |      |  |  |  |  |  |  |  |  |  |
H - C  C–C–C–C=C–C–C=C–C–C–C–C–C–C–C–C–C–O  H
    |  |  |  |  |  |  |  |  |  |  |  |  |  |  |  |  |  |
    H H H H H H H H H H H H H H H H H H
```

Actualmente, la mayoría de los aceites vegetales (incluso muchas de las marcas que se venden en tiendas de dietética) han sido altamente procesados y refinados. Durante el proceso de refinado el aceite se separa de su fuente empleando solventes derivados del petróleo; después el aceite se hierve para que los solventes se evaporen. Luego el aceite es refinado, blanqueado y sometido a un proceso de desodorización que consiste en aumentar la temperatura hasta aproximadamente 200 °C. Con frecuencia se añaden conservantes químicos para demorar la oxidación.

Cuanto menos procesado sea el aceite, menos dañino será. Los aceites más naturales se extraen de las semillas mediante presión mecánica y a baja temperatura, sin utilizar ningún producto químico. Los que se obtienen con este método se conocen como aceites «de presión en frío». Deberías consumir únicamente estos aceites vegetales. De todos modos, debes tomar tus precauciones pues incluso estos pueden oxidarse, y por ello se deben envasar y almacenar correctamente.

GRASAS SATURADAS

Una ventaja que caracteriza a todas las grasas saturadas, en comparación con las insaturadas (grasas mono- y poliinsaturadas), es que no les faltan átomos de hidrógeno ni contienen carbonos con doble enlace. Esto significa que no son vulnerables a la oxidación ni a la formación de radicales libres, como sucede con las grasas insaturadas.

Los fabricantes de alimentos conocen esta información desde hace décadas. Por este motivo añadían a sus productos grasas saturadas (a menudo aceite de coco y de palmiste), que ayudan a prevenir el deterioro causado por los radicales libres.

Con el paso de los años, los aceites tropicales que contenían la mayoría de los alimentos se han reemplazado por aceites hidrogenados y parcialmente hidrogenados. El proceso de hidrogenación consiste en alterar químicamente un aceite vegetal insaturado para obtener una grasa más saturada. Al aumentar la saturación, el aceite es menos susceptible de deteriorarse y resulta más económico que los aceites tropicales o de origen animal. La hidrogenación implica calentar los aceites a altas temperaturas mientras se los bombardea con átomos de hidrógeno, creando así los tóxicos ácidos grasos trans. Estas grasas artificiales tienen una estructura completamente diferente a las naturales. Nuestro organismo puede controlar las grasas naturales pero no sucede lo mismo con los ácidos grasos trans, que se asocian a diversos problemas de salud. La manteca o grasa hidrogenada (vegetal) y la margarina se deberían eliminar de nuestra dieta por completo.

En las décadas de los cincuenta y los sesenta, cuando las grasas saturadas se asociaron con los niveles elevados de colesterol por primera vez, los investigadores comenzaron a buscar otros efectos potencialmente adversos derivados de su consumo. Alegaron que si una ingesta excesiva de grasa saturada aumentaba el riesgo de contraer una enfermedad cardiovascular, también se la podía relacionar con otros problemas de salud. Decidieron comenzar a investigar la relación entre grasa saturada y cáncer. Sus descubrimientos fueron sorprendentes porque contradecían las hipótesis iniciales. En comparación con otros aceites, la grasa saturada no solo no favorecía la aparición del cáncer sino que, por el contrario, parecía tener un efecto protector contra esta enfermedad. También concluyeron que los aceites poliinsaturados producían cáncer, y que su riesgo era mayor cuanto más elevado fuera su grado de insaturación.[6]

Otras afecciones como el asma, las alergias, la pérdida de memoria y la senilidad se manifestaban más frecuentemente entre personas que consumían aceites poliinsaturados refinados en vez de grasas saturadas. Otro problema que representan estos aceites poliinsaturados es que afectan al sistema inmunológico, encargado de mantener nuestra salud. Suprimen su acción, haciéndonos más vulnerables a las enfermedades y al envejecimiento prematuro. Las grasas insaturadas no solo pueden afectar al sistema inmunológico, sino también destruir los glóbulos blancos.[7] La salud de tu sistema inmunológico determina en gran medida tu capacidad para defenderte de las enfermedades y conservar tu salud. Los investigadores creen que los radicales libres son los principales responsables de estos trastornos. Cuando consumes aceites poliinsaturados procesados de forma convencional (es decir, los que normalmente encontramos en las tiendas y supermercados), no haces más que acortar tu vida abriéndole la puerta a la enfermedad.

Las grasas saturadas no tienen carbonos con enlaces dobles (los vínculos débiles que se destruyen fácilmente para formar radicales libres) y por ello son mucho más estables en una gran variedad de condiciones. Se pueden exponer al calor, a la luz y al oxígeno sin sufrir ningún nivel apreciable de oxidación y sin que se formen radicales libres. Por este motivo, son las preferidas para usar con los alimentos, en especial para cocinarlos o para almacenarlos durante un periodo de tiempo determinado. La grasa saturada permanece estable incluso cuando se calienta a temperaturas normales de cocción; por consiguiente, es muy superior al aceite poliinsaturado para uso culinario.

El aceite de coco, una grasa altamente saturada, es menos vulnerable a la oxidación y a la formación de radicales libres que el resto de los aceites dietéticos y, por lo tanto, es el más seguro para cocinar los alimentos. Comparado con otros aceites, el de coco no causa ningún daño. Si reemplazas los aceites vegetales refinados que estás utilizando por el de coco, podrás eliminar diversos problemas de salud causados por el consumo de aceites oxidados. A pesar de que la evidente inocuidad del aceite de coco es una ventaja definitiva, no es la razón principal de que sea tan beneficioso. Los ácidos grasos de cadena media presentes en el aceite de coco le confieren propiedades que lo convierten en un aceite singular y, probablemente, en el más sano del mundo.

ÁCIDOS GRASOS TRANS

Los ácidos grasos trans fueron creados por la tecnología moderna y son extraños al cuerpo humano. Como estas grasas son diferentes a los ácidos grasos naturales que necesitamos para tener buena salud, nuestro organismo es incapaz de utilizarlos de una forma productiva. Es como estropear los mecanismos de tu coche echando zumo de manzana en el depósito de gasolina. Los coches han sido diseñados para funcionar con gasolina y no con zumo de manzana. Los azúcares que contiene el zumo causarán que la máquina se bloquee. De la misma manera, los ácidos grasos trans bloquean nuestras células, que por decirlo de alguna manera, se vuelven disfuncionales. Cuanto mayor sea la cantidad de ácidos grasos trans ingerida, mayor será la destrucción celular y más irá esta en aumento hasta conseguir que los órganos y tejidos resulten gravemente afectados. El resultado es la enfermedad.

Los aceites vegetales se hidrogenan con el fin de convertirlos en grasas sólidas. En el proceso de hidrogenación, las temperaturas más altas y los tiempos de exposición más prolongados crean un número mayor de ácidos grasos trans. La manteca y la margarina son grasas hidrogenadas. Como media, contienen aproximadamente un 35% de ácidos grasos trans, aunque algunas marcas pueden alcanzar el 48%.

«Probablemente se trata de las grasas más tóxicas que se conocen», afirma el doctor Walter Willett, profesor de epidemiología y nutrición en la Facultad de Salud Pública de la Universidad de Harvard. El doctor Willett no está de acuerdo con quienes afirman que las grasas hidrogenadas presentes en la margarina o en la manteca vegetal tienen menos probabilidades de elevar los niveles de colesterol que las grasas saturadas de la mantequilla: «Basándonos en los efectos que los ácidos grasos trans tienen sobre los lípidos en sangre, parece evidente que son dos o tres veces más perjudiciales que las grasas saturadas».[8]

El doctor Willett no está solo; muchos investigadores creen que los ácidos grasos trans tienen una mayor influencia sobre el desarrollo de las enfermedades cardiovasculares que ninguna otra grasa dietética.[9] Los estudios actuales demuestran claramente que los ácidos grasos trans pueden contribuir a la aterosclerosis y las enfermedades cardiovasculares. Por ejemplo, en estudios realizados con animales, los cerdos alimentados con una dieta que contenía ácidos grasos trans desarrollaron un deterioro aterosclerótico más grave que otro grupo de cerdos a los que se había administrado otro tipo de grasas.[10]

El *New England Journal of Medicine* publicó los resultados de un estudio realizado con 80.000 enfermeras a lo largo de catorce años (*New England Journal of Medicine*, 20 de noviembre de 1997). La investigación documentó 939 ataques cardíacos entre las participantes. Las mujeres que consumían la mayor cantidad de grasas trans tenían una probabilidad un 53% superior de sufrir un ataque al corazón que las que pertenecían al grupo de menor consumo.

Otro hecho interesante revelado por este estudio fue que la ingesta total de grasa tenía escasa influencia sobre el índice de ataques cardíacos. Las mujeres que formaban parte del grupo con el mayor consumo de grasas totales (46% de calorías) no corrían un riesgo mayor de sufrir un ataque al corazón que aquellas que se incluían en el grupo con el menor consumo de grasas totales (29% de calorías).

Los investigadores de la Facultad de Salud Pública de la Universidad de Harvard y del hospital Brigham y de Mujeres, de Boston, que realizaron el estudio declararon que esta información sugería que limitar el consumo de grasas trans podría ser más efectivo para evitar los ataques cardíacos que reducir la ingesta total de grasas. Aproximadamente el 15% de la grasa incluida en la dieta típica occidental es grasa trans.

Los ácidos grasos trans no solamente afectan a nuestra salud cardiovascular. De acuerdo con la doctora Mary Enig, al incluir margarina (que contiene grasas trans) en la dieta de un grupo de monos se observó que sus glóbulos rojos no se unían a la insulina tan eficazmente como cuando no consumían grasas trans. Esta observación sugiere una relación con la diabetes. Los ácidos grasos trans se han vinculado con una gran variedad de efectos adversos para la salud, entre ellos el cáncer, las afecciones cardíacas, la diverticulitis, la esclerosis múltiple, las complicaciones de la diabetes y otras enfermedades degenerativas.

El aceite hidrogenado es un producto de la tecnología y, actualmente, acaso sea el aditivo alimentario más destructivo. Si sueles utilizar margarina, grasa vegetal, aceites parcial o totalmente hidrogenados (como son los aditivos alimentarios comunes), estás consumiendo ácidos grasos trans.

Muchos de los alimentos que compras en tiendas o consumes en restaurantes se preparan con aceites hidrogenados. Todos los productos fritos comercializados y los que se sirven en restaurantes también se cocinan normalmente con aceite hidrogenado. Muchos alimentos congelados y procesados incluyen aceites hidrogenados.

Los aceites hidrogenados se utilizan en la preparación de patatas fritas, bizcochos, galletas, tartas congeladas, pizzas, mantequilla de cacahuete, caramelos, pasteles glaseados y sustitutos de helados, como por ejemplo la mellorina.

Los aceites vegetales procesados que compras en el supermercado no son mucho mejores. El calor utilizado en el proceso de extracción y refinado también puede producir ácidos grasos trans. La botella de aceite de maíz o de cártamo que tienes en un estante de la cocina puede contener ácidos grasos trans aunque no haya sido hidrogenado. A menos que el aceite vegetal sea de «presión en frío» o haya sido prensado por expulsor, es muy probable que contenga cierta cantidad de ácidos grasos trans.

Quizás te preguntes si la pequeña cantidad de ácidos grasos trans y radicales libres que se generan cuando calientas los aceites en casa puede suponer un peligro real. Los estudios demuestran que las dietas que contienen aceite de maíz líquido tratado con calor producen más aterosclerosis que las que incluyen aceite de maíz sin tratar.[11] Por lo tanto, podemos concluir que cualquier aceite vegetal poliinsaturado es tóxico cuando se calienta. Incluso una pequeña cantidad puede afectar a tu corazón, en particular si su consumo es bastante frecuente.

Las grasas saturadas, independientemente de su origen, son mucho más tolerantes a las temperaturas que se utilizan en la cocina y no originan ácidos grasos trans ni radicales libres peligrosos; por lo tanto, son aceites mucho más adecuados para cocinar. Las grasas saturadas son las únicas grasas seguras para uso culinario. No obstante, muchas personas no están demasiado convencidas de utilizarlas porque

les preocupa su posible relación con las enfermedades cardiovasculares. Pero el aceite de coco es sano para el corazón
y se puede emplear en la cocina sin ningún temor. De hecho,
no solo es beneficioso para el corazón, sino que también es
un aceite excelente para mejorar la salud general.

ACEITES DE ÁCIDOS GRASOS DE CADENA MEDIA

Los aceites de triglicéridos de cadena media (algunas
veces denominados aceite de coco fraccionado) son cada vez
más populares entre los deportistas e incluidos en fórmulas
intravenosas que se administran en hospitales debido a su valor nutritivo. Es muy probable que encuentres este término
en los alimentos y suplementos que se comercializan en las
tiendas de alimentos de dietética.

Como ya has visto al comienzo de este capítulo, los ácidos grasos normalmente vienen en paquetes formados por
grupos de tres. Estos paquetes se denominan triglicéridos.
Los triglicéridos de cadena media (TCM) simplemente son
aceites compuestos por el 100% de ácidos grasos de cadena
media (AGCM). Estos ácidos grasos proceden de los aceites
de coco o de palmiste. Como los ácidos grasos de cadena
media se asocian con muchos beneficios para la salud, los
fabricantes han desarrollado aceites compuestos exclusivamente por ellos. En comparación, el aceite de coco contiene
únicamente un 64% de AGCM.

Algunos de los singulares beneficios para la salud de los
ácidos grasos de cadena media presentes en el aceite de coco
se conocen y se utilizan desde los años cincuenta. Por este
motivo, en hospitales aún se emplean los aceites de coco y de
cadena media para tratar el síndrome de la mala absorción,

la fibrosis quística y la epilepsia, y también para mejorar el metabolismo de grasas y proteínas y la absorción de minerales.[12-14] Debido a sus beneficios nutricionales excepcionales, los AGCM se incluyen en fórmulas hospitalarias para nutrir a los pacientes con quemaduras o enfermedades graves.[15] El aceite de coco, y más recientemente los aceites TCM, constituyen un ingrediente importante en las fórmulas comerciales para bebés y son esenciales en ciertas fórmulas de uso hospitalario empleadas en el tratamiento y la nutrición de los bebés prematuros. Los deportistas utilizan los AGCM para controlar su peso corporal y aumentar su rendimiento físico. Por estas razones, observarás que los aceites de coco o TCM se incluyen entre los ingredientes de muchas bebidas para deportistas y de fórmulas para bebés. Es posible que también encuentres aceites TCM o de coco fraccionado comercializados para uso dietético o como aceite de cocina.

Los AGCM presentes en el aceite de coco tienen muchos beneficios para la salud. Cada uno de ellos ejerce un efecto diferente sobre nuestro organismo que se complementa con el de los demás; todos son importantes. Los porcentajes de AGCM que contiene el aceite de coco son: ácido láurico (48%), ácido caprílico (8%) y ácido cáprico (7%), además de otros ácidos grasos beneficiosos. A diferencia del aceite de coco, el aceite TCM contiene aproximadamente un 75% de ácido caprílico y un 25% de ácido cáprico. En mi opinión, es una desventaja relevante porque contiene muy poca cantidad (o ninguna) de ácido láurico, que acaso sea el AGCM más importante. Como verás en el capítulo 4, el ácido láurico es un nutriente extremadamente importante que proporciona algunos beneficios muy valiosos para la salud. El aceite de coco, rico en ácido láurico, contiene un conjunto completo de AGCM y también de otros nutrientes. Ofrece un equilibrio de varios ácidos grasos (y no solamente dos) y, a diferencia del TCM, es completamente natural. Los ácidos grasos presentes en el aceite TCM se extraen del de coco y se purifican, por lo que es un aceite manufacturado, no natural.

– 3 –

Una nueva arma contra las enfermedades cardiovasculares

Hace algún tiempo cenaba con unos amigos y se me ocurrió mencionar que el aceite de coco era el más sano de todos los aceites. Uno de los miembros del grupo mostró su desacuerdo respondiendo con contundencia:

—El aceite de coco no es saludable porque causa enfermedades cardiovasculares.

Mi reacción fue rápida y simple:

—Esa debe de ser la razón por la cual fallecieron los habitantes de las islas del Pacífico hace cientos de años.

Mi interlocutor no supo cómo responder a esta afirmación. El hecho es que las comunidades de las islas del Pacífico que se alimentan con la dieta tradicional, muy rica en coco, no contraen enfermedades del corazón.

Los cocos han sido un ingrediente básico en la dieta de los isleños del Pacífico desde hace miles de años. Los consumen a diario. El sentido común nos hace pensar que si fuera tan dañino como pretenden hacernos creer, todos estos individuos hubieran desaparecido de la faz de la Tierra hace muchos años. Sin embargo, hasta el momento en que comenzaron a adoptar una alimentación moderna, las enfermedades cardiovasculares y otras afecciones degenerativas eran desconocidas en aquella región. Solo comenzaron a manifestarse en las poblaciones de las islas después de que los alimentos tradicionales que contenían coco y su aceite empezaran a reemplazarse por alimentos modernos procesados y aceites vegetales refinados.

Los primeros exploradores que visitaron las islas de los Mares del Sur en los siglos XVI y XVII describieron a los isleños como personas extraordinariamente fuertes, de complexión vigorosa, cuerpos hermosos y disposición amable. Los isleños se hicieron famosos por su belleza, su excelente desarrollo físico y su buena salud. Algunas de las islas fueron consideradas como el equivalente del Jardín del Edén, donde sus habitantes eran casi perfectos en estatura y apariencia. Dichas observaciones pueden haber inspirado el interés por el mito de la fuente de la juventud. Las historias de una isla mítica en la que se encontraba dicha fuente proliferaron durante siglos en Europa. Dichas historias animaron a los exploradores a ir en su búsqueda, entre ellos Juan Ponce de León, que buscó en vano estas míticas aguas. Aunque esa fuente cuyas aguas concedían la eterna juventud nunca se encontró, los isleños ya contaban con una especie de fuente de juventud: se trataba del fruto del cocotero o, como ellos lo llamaban, el árbol de la vida. El agua nutritiva del coco (el aceite y la leche) otorgaba a estos pueblos un nivel de salud juvenil que superaba con creces a la de los visitantes europeos.

No fue hasta hace relativamente poco tiempo cuando la ciencia comenzó a investigar los secretos de la buena salud de los isleños y descubrió los diversos milagros curativos del aceite de coco. Gracias a la investigación pionera de personas como Weston A. Price, Ian A. Prior, Jon J. Kabara y otros, sabemos ahora que la buena salud y el aspecto juvenil de estas comunidades se deben esencialmente a su dieta rica en coco.

LOS ESTUDIOS PUKAPUKA Y TOKELAU

Desde hace mucho tiempo se ha observado que los habitantes de las islas del Pacífico y Asia, cuyas dietas tienen un alto contenido en coco, no padecen enfermedades cardiovasculares, cáncer ni otras enfermedades degenerativas. Dos de las investigaciones más exhaustivas realizadas con personas que adoptaron una dieta rica en grasas derivadas principalmente de los cocos es el estudio de las islas Pukapuka y Tokelau. Estos estudios se prolongaron durante una década, y participaron en ellos muchos investigadores.

Las islas Pukapuka y Tokelau se encuentran en el Pacífico Sur, cerca del Ecuador. La primera es un atolón de las islas Cook del Norte; la segunda, otro atolón, situado a unos seiscientos cincuenta kilómetros al sudeste. Ambas están bajo la jurisdicción de Nueva Zelanda. La población de las dos islas ha permanecido relativamente aislada de las influencias occidentales. Su dieta y su cultura nativas se han conservado intactas desde hace siglos. Pukapuka y Tokelau están entre las islas más aisladas de la Polinesia y han tenido poca relación con personas de otros lugares del mundo.

Las arenas coralinas de estos atolones son porosas, carecen de humus y no son un buen medio de cultivo para las plantas comestibles que prosperan en otras islas tropicales. Los cocoteros y unas pocas frutas tropicales y raíces vegetales feculentas constituyen la mayor parte de su dieta. La escasa carne que consumen procede del pescado, del cerdo y de las aves. Los buques de carga que ocasionalmente visitan las islas proveen a sus habitantes de harina, arroz, azúcar y carne en conserva.

Las dietas típicas de ambas islas son ricas en grasas derivadas del coco pero bajas en colesterol. La principal fuente alimenticia es el coco, que de una u otra manera, forma parte de cada comida: el fruto verde les proporciona su principal bebida; el fruto maduro, rallado o preparado en crema, se cocina con la raíz del taro, el fruto del pan o el arroz, y los pequeños trozos de la pulpa del coco constituyen un importante aperitivo. Los alimentos vegetales y los productos del mar se cocinan con aceite de coco. En Tokelau, la savia del coco o *toddy* se emplea como edulcorante y como fermento para preparar el pan.

Los estudios de Tokelau y Pukapuka se iniciaron a principios de los años sesenta e incluyeron a todas las poblaciones de ambas islas. Este estudio multidisciplinario y a largo plazo se llevó a cabo para analizar las consecuencias físicas, sociales y sanitarias para las personas que emigraron desde los atolones de las islas a Nueva Zelanda, donde adquirieron otras costumbres y consumieron alimentos occidentales. La población total de las dos islas era aproximadamente de dos mil quinientas personas.

Los investigadores informaron que la salud general de ambos grupos era excepcionalmente buena en comparación con los indicadores occidentales. No había signos de enfermedades renales ni de hipotiroidismo, que podían tener influencia sobre los niveles de grasa, ni tampoco de hipercolesterolemia (altos niveles de colesterol en sangre). Todos los habitantes eran delgados y gozaban de buena salud a pesar de tener una dieta rica en grasas saturadas. De hecho, al comparar estas poblaciones con las cifras del índice de masa corporal (IMC) que usan los nutricionistas, resulta que el conjunto de sus habitantes presentaba una relación ideal entre peso y altura. No conocían la aterosclerosis, las enfermedades cardiovasculares, el estreñimiento, la colitis, el cáncer de colon, las hemorroides, las úlceras, las diverticulosis ni la apendicitis.

Consumo de grasas saturadas

La Asociación Americana del Corazón recomienda no consumir más del 30% de nuestras calorías totales en forma de grasas y afirma que la grasa saturada se debería limitar a un máximo del 10%. Parece ser que los habitantes de Tokelau no conocen estas indicaciones porque cerca del 60% de su energía procede de la grasa, principalmente de la grasa saturada derivada del coco. La grasa incluida en la dieta de Pukapuka también procede de los ácidos grasos saturados del coco, y la energía total de la grasa es del 35%.[1] La mayoría de los australianos y otros pueblos que han adoptado la dieta típica occidental obtienen de la grasa el 25-35% de sus calorías, en su mayoría en forma de aceites vegetales insaturados. Sin embargo, sufren numerosas enfermedades degenerativas y también problemas de peso. Los isleños que participaron en este estudio consumían la misma cantidad, o más, de grasa total y una cantidad mucho mayor de grasa saturada. No obstante, se observó muy poca incidencia de enfermedades degenerativas y casi todas estas personas eran delgadas y sanas.

Considerando la cantidad de grasa saturada presente en la dieta de estas comunidades, el doctor Ian A. Prior y sus colegas calcularon sus niveles de colesterol. Los cálculos utilizados se basaron en índices observados en los países occidentales. Los isleños tenían niveles de colesterol muy inferiores a los previstos.

Sus niveles reales de colesterol eran entre 70 y 80 mg más bajos de lo esperado. Los de los habitantes de Tokelau fueron mayores que los de Pukapuka, porque los primeros obtenían un 57% de las calorías totales de la grasa. En torno al 50% de su ingesta total de calorías procedía de la grasa saturada. También era superior su consumo total de alimentos que incluían harina, arroz, azúcar y carne importados. Se observó que ambos grupos tenían niveles bajos de colesterol y de ácidos grasos poliinsaturados ingeridos en la dieta. Los pukapukanos con edades entre veinticinco y cincuenta y cuatro años consumían alrededor de 63 gramos de grasa saturada por día y solo 7 de grasa insaturada. Los tokelauanos consumían aproximadamente 130 gramos diarios e grasa saturada y solo 6 de grasa insaturada.

Los cambios en la dieta afectan a la salud

La emigración de los habitantes de Tokelau desde su isla al entorno tan diferente de Nueva Zelanda produce cambios en la ingesta de grasas que implican un riesgo mayor de contraer aterosclerosis. Esto se asocia con una menor ingesta de grasas saturadas (que pasó del 50 al 41% de energía), una mayor ingesta de colesterol en la dieta (340 mg) y un incremento de grasas poliinsaturadas y de azúcar. Los cambios relativos a la grasa incluyen el aumento del colesterol total, mayores niveles de LDL (colesterol malo) y triglicéridos, y niveles menores de HDL (colesterol bueno).[2]

Cuando estas poblaciones emigraron a Nueva Zelanda, su colesterol en sangre comenzó a elevarse a pesar de que el contenido total de grasa en su dieta era inferior, pasando de un 57% en Tokelau (con el 80% procedente del aceite de coco) a cerca del 43% en Nueva Zelanda.[3] En su nueva ubicación consumían más pan blanco, arroz, carne y otros alimentos occidentales, y menos productos ricos en coco y en fibra.

Ian Prior, principal responsable del estudio de estas dos poblaciones isleñas, afirmó: «Las enfermedades vasculares no son comunes en estas poblaciones y no existen evidencias de que la alta ingesta de grasas saturadas tenga un efecto nocivo para ellas».[4]

La conclusión que podemos extraer de estos estudios es que una dieta rica en grasas saturadas que consiste primordialmente en aceite de coco no es perjudicial para la salud y no contribuye a la aterosclerosis. En verdad, resulta sorprendente que las personas que consumen aceite de coco en vez de otros aceites vegetales no padezcan enfermedades degenerativas, tan comunes en Occidente. Por otra parte, los isleños tienen el peso corporal ideal y parecen ser un ejemplo de la salud perfecta. Sin embargo, la salud de estas personas se resiente cuando sustituyen el aceite de coco por otros aceites y consumen alimentos procesados (que normalmente incluyen aceites poliinsaturados e hidrogenados).

GRASA SATURADA Y COLESTEROL

La grasa saturada es conocida como el villano de la dieta que deberíamos evitar a toda costa. Compramos cortes magros de carne, leche desnatada y todo tipo de alimentos pobres en grasa para restringir la ingesta de esta temida sustancia. ¿Por qué es tan nociva la grasa saturada? Existe una única razón: la grasa saturada se convierte fácilmente en colesterol en el hígado. Consumir una cantidad excesiva puede aumentar los niveles de colesterol en sangre que, a su vez, potencian el riesgo de contraer enfermedades cardiovasculares.

En contra de lo que afirman las creencias populares, ni la grasa saturada ni el colesterol pueden causar enfermedades cardiovasculares. Este es un hecho perfectamente conocido por todos los investigadores que estudian las grasas y los profesionales médicos, pero que muchos de nosotros ignoramos. Un nivel de colesterol elevado es solamente uno de los muchos factores de riesgo asociados con las enfermedades cardiovasculares. Esto significa que las personas que las padecen en ocasiones también tienen niveles elevados de colesterol en sangre. No obstante, no todas las personas con colesterol alto desarrollan una enfermedad cardiovascular y no todas las que sufren una enfermedad cardiovascular presentan altos niveles de colesterol en sangre. Si el colesterol fuera la causa de las enfermedades cardiovasculares, toda persona que falleciera a causa de este tipo de dolencia tendría niveles de colesterol altos, pero no es así. De hecho, la mitad de los pacientes cardíacos no da muestras de niveles altos de colesterol en sangre.[5]

Otros factores de riesgo para las enfermedades cardiovasculares son la tensión sanguínea alta, la edad, el sexo (masculino), el tabaco, la diabetes, la obesidad, el estrés, la falta de ejercicio, y los niveles de insulina y de homocisteína. Los niveles elevados de colesterol no son una causa más relevante para las enfermedades cardiovasculares que la edad o el hecho de pertenecer al sexo masculino. El colesterol es culpable solo por asociación.

El nivel de homocisteína en sangre es uno de los factores de riesgo más precisos. La homocisteína es un aminoácido derivado de la proteína que se encuentra en la carne, en la leche y en otros alimentos. Investigaciones recientes han demostrado que los niveles de homocisteína en sangre están más estrechamente vinculados con la enfermedad cardiovascular que el colesterol.[6] De hecho, la homocisteína puede ayudar a elevar los niveles de colesterol en sangre. La relación del colesterol alto con las enfermedades cardiovasculares puede deberse más a la homocisteína (derivada esencialmente de la proteína presente en la carne y en los productos lácteos) que al colesterol (o grasa saturada).

Es importante destacar que la causa de las enfermedades cardiovasculares no es la grasa saturada ni tampoco el colesterol. Y más aún, la grasa saturada no es la única sustancia que tu hígado convierte en colesterol. Otras grasas, y también otros carbohidratos, terminan transformándose en colesterol en nuestro organismo. Los carbohidratos son el principal componente nutricional de todas las frutas, hortalizas y cereales. Inferir que solo las grasas saturadas aumentan el colesterol en sangre es absolutamente inexacto y engañoso.

EL ACEITE DE COCO ES SANO PARA EL CORAZÓN

Todas las críticas dirigidas contra el aceite de coco se basan fundamentalmente en el hecho de que es rico en grasas saturadas, y se sabe que estas aumentan el colesterol en sangre. Sin embargo, ninguna investigación válida ha demostrado jamás que el consumo de aceite de coco tenga un efecto nocivo sobre los niveles de colesterol en sangre.

La razón por la cual el aceite de coco no tiene un efecto adverso sobre el colesterol es que está compuesto esencialmente por un grupo de moléculas de grasa únicas, conocidas como ácidos grasos de cadena media. Estos ácidos grasos son diferentes de los que se encuentran normalmente en otras fuentes alimenticias y se queman casi inmediatamente para producir energía, razón por la cual no se convierten en grasa corporal ni en colesterol y, en consecuencia, no afectan a los niveles de colesterol en sangre. Numerosos estudios han demostrado claramente que el aceite de coco no es perjudicial para los niveles de colesterol.[7-14]

Si se produce algún cambio en la proporción del colesterol HDL (bueno) y el LDL (malo), en todo caso se trata de un cambio positivo.[15-16] En general, el efecto directo del aceite de coco sobre el colesterol en sangre ha demostrado ser neutral; sin embargo, puede reducir indirectamente el colesterol LDL y aumentar el HDL. Esto se debe a que estimula el metabolismo (consulta el capítulo 5, donde se exponen más detalladamente los efectos metabólicos). Uno de los factores que aumentan el colesterol en sangre es un metabolismo lento. Por lo tanto, el aceite de coco en realidad nos protege de los niveles altos de colesterol porque estimula el metabolismo.

Por ejemplo, en un estudio realizado en Filipinas, diez estudiantes de medicina analizaron dietas que contenían diferentes niveles de grasa animal y de aceite de coco. Como sabemos, la grasa de origen animal aumenta el colesterol en sangre. Las calorías totales derivadas de las grasas ingeridas en la dieta fueron del 20, 30 y 40%, y se utilizaron distintas combinaciones de aceite de coco y grasa animal. En ninguno de los tres grupos (donde había una proporción de grasa animal/aceite de coco de 1:1, 1:2 y 1:3) se observó un cambio relevante en los niveles de colesterol. El aumento significativo del colesterol en sangre se detectó únicamente cuando la relación se invirtió con el fin de que el consumo de grasa animal fuera superior al del aceite de coco, y cuando las calorías totales de las grasas alcanzaron el 40%. Este estudio puso de manifiesto que el aceite de coco no solamente no tenía ningún efecto negativo sobre los niveles de colesterol sino que, por el contrario, reducía el aumento producido por las grasas de origen animal.[17] Cualquier persona que afirme que el aceite de coco contribuye a elevar el colesterol en sangre ignora absolutamente la información sobre los ácidos grasos de cadena media o tiene intereses económicos en juego.

Una revisión de los datos epidemiológicos y experimentales de las poblaciones que consumen coco indica que el aceite de coco dietético no eleva los niveles de colesterol en sangre ni favorece la aparición de enfermedades cardiovasculares coronarias.[18] Sin embargo, el riesgo de padecer estas dolencias aumenta en cuanto los nativos modifican su dieta y abandonan el consumo de aceite de coco en favor de aceites vegetales poliinsaturados refinados.[19-20]

Entre las personas que tradicionalmente consumen grandes cantidades de aceite de coco como parte de su dieta normal, la incidencia de enfermedades cardiovasculares es muy baja y los niveles de colesterol en sangre son normales. Este dato está respaldado por observaciones epidemiológicas que han quedado registradas en varios estudios. Las poblaciones que consumen grandes cantidades de aceite de coco tienen una salud cardiovascular asombrosamente buena. No sufren ataques cardíacos ni derrames cerebrales, dos problemas característicos de los países occidentales.

En Sri Lanka, el aceite de coco ha sido la principal fuente de grasa en la dieta durante miles de años. Hasta los comienzos de la década de los ochenta, cada hombre, mujer y niño de ese país consumía, como media, el equivalente a ciento veinte cocos al año. A pesar de ser una cantidad enorme, el índice de enfermedades cardiovasculares en ese país era uno de los más bajos del mundo en aquella época. Solo 1 de cada 100.000 muertes se debió a una enfermedad cardiovascular.[21] Los aceites vegetales procesados han reemplazado gran parte del aceite de coco de la dieta y, además, el consumo de coco ha disminuido durante las últimas dos décadas. Como resultado, ha sucedido algo interesante. ¡A medida que ha decrecido el consumo de aceite de coco, han aumentado los índices de enfermedades cardiovasculares! La sustitución del aceite de coco por otros aceites vegetales en la dieta ha elevado la tasa de enfermedades cardiovasculares en vez de reducirlas.

En 1979, un promedio de 2,3 de cada 1.000 personas sufrieron una enfermedad coronaria en el estado de Kerala (India), donde siempre se han consumido grandes cantidades de cocos y su aceite. Una campaña lanzada en contra del uso del aceite de coco por ser considerado una grasa saturada «dañina» provocó que su consumo se redujera durante los años ochenta y que fuera reemplazado por aceites vegetales procesados para uso doméstico. ¡Como resultado, el índice de enfermedades cardiovasculares se triplicó en 1993! En Nueva Delhi, donde la ingesta de productos derivados del coco es mínimo, 10 de cada 1.000 personas sufrieron una enfermedad cardiovascular en el mismo periodo de tiempo.

En algunas regiones de la India donde el aceite de coco se ha sustituido considerablemente por otros aceites vegetales, se observa un aumento de las enfermedades cardiovasculares. Los investigadores que participaron en los estudios realizados para analizar la relación entre la dieta y las enfermedades cardiovasculares en ese país, recomiendan ahora que se vuelva a consumir aceite de coco para reducir el riesgo de estas dolencias. Su recomendación se basa en que sus hallazgos han demostrado que la mayor incidencia de enfermedades cardiovasculares está asociada al hecho de haber sustituido el aceite de coco por otros aceites vegetales.[22]

En los países occidentales, donde los aceites vegetales refinados constituyen la fuente principal de grasa, las enfermedades cardiovasculares representan prácticamente la mitad de todas las muertes. Parece evidente que si deseas protegerte de dichas enfermedades, deberías sustituir los aceites vegetales procesados por aceite de coco.

COAGULACIÓN Y ENFERMEDAD CARDIOVASCULAR

Uno de los factores más importantes que influyen sobre la salud cardiovascular es la tendencia de la sangre a formar coágulos. Cuando te cortas, las proteínas presentes en tu sangre —denominadas plaquetas— se unen para formar un coágulo que impide que te desangres hasta morir. La sangre de las personas sanas se torna viscosa y adherente solamente cuando entra en contacto con una herida o lesión. Si pudieras entrar en tu cuerpo y tocar las células sanguíneas que circulan alrededor de las arterias, las encontrarías resbaladizas. Se ha descubierto que la sangre de las víctimas recientes de un ataque al corazón es cuatro veces y media más viscosa que la de las personas normales. Si pudieras observar tu sangre a través de un microscopio, conseguirías ver las plaquetas adhiriéndose unas a otras y a las paredes arteriales. Cuando las plaquetas se adhieren a las paredes, forman coágulos que pueden bloquear el flujo sanguíneo. Si los coágulos se forman en el corazón, pueden producir un ataque cardíaco, mientras que si se encuentran en la arteria carótida, que alimenta el cerebro, pueden causar un ataque cerebral.

Una crítica muy común esgrimida contra las grasas saturadas es que aumentan la capacidad de adherencia de las plaquetas (la cualidad viscosa de la sangre), favoreciendo así el desarrollo de coágulos sanguíneos. Algunas de las grasas saturadas de cadena larga incrementan la viscosidad de las plaquetas, pero también lo hacen la mayoría de las grasas poliinsaturadas presentes en los aceites vegetales. De hecho, todos los aceites dietéticos tanto saturados como insaturados (excepto dos de ellos) aumentan la adherencia plaquetaria. Hasta el aceite de oliva, del que se dice que es sano para el corazón, eleva el riesgo de que se formen coágulos.[23] Las dos excepciones mencionadas son los ácidos grasos omega 3 (por ejemplo, el aceite de linaza y los aceites derivados del pescado) y los ácidos grasos de cadena media (por ejemplo, los aceites tropicales). De manera que cuando consumes aceite de maíz, cártamo, soja, canola, semillas de algodón y cacahuetes, estás fomentando el riesgo de sufrir un ataque cardíaco o un derrame cerebral. Por el contrario, el consumo de ácidos grasos de cadena media y de omega 3 reduce dicho riesgo.

ATEROSCLEROSIS Y ENFERMEDADES CARDIOVASCULARES

Para comprender de qué forma el aceite de coco puede ayudar a prevenir las enfermedades cardiovasculares, necesitas entender cómo se desarrollan. La causa de estas enfermedades es la aterosclerosis (endurecimiento de las arterias). Si preguntaras a la mayoría de la gente qué es lo que causa la aterosclerosis, probablemente te responderían que se debe a un exceso de colesterol en la sangre. Esta idea se conoce como la «hipótesis del colesterol o de los lípidos» para las enfermedades cardiovasculares. Mientras que la prensa popular (y también la industria de la soja) aún proclama a viva voz esta teoría, ni la observación clínica ni los estudios científicos la han demostrado y, por lo tanto, ha sido reemplazada por la «hipótesis de la respuesta a la lesión».[24]

¿Cuál es la causa de la formación de plaquetas en las arterias y, como consecuencia, del desarrollo de la aterosclerosis? Cuando pensamos en el endurecimiento de las arterias, por lo general lo asociamos con el colesterol. Este, sin embargo, no va danzando libremente a lo largo de la arteria hasta que decide adherirse en algún lugar. El cuerpo utiliza el colesterol para remendar y reparar las lesiones de las paredes arteriales. De hecho, el colesterol ni siquiera es necesario para la formación de las placas ni tampoco para la aterosclerosis. A diferencia de lo que se suele pensar, el componente principal de la placa arterial no es el colesterol sino la proteína (principalmente, tejido cicatricial). Algunas arterias ateroscleróticas contienen muy poca cantidad de colesterol, o literalmente ninguna.

De acuerdo con la «hipótesis de la respuesta a la lesión», la aterosclerosis se desarrolla inicialmente como resultado de una lesión en el revestimiento interno de la pared arterial. La lesión puede ser el resultado de numerosos factores, como por ejemplo las toxinas, los radicales libres, los virus o las bacterias. Si no se elimina la causa de la lesión, se pueden producir nuevos daños, y el tejido cicatricial sigue creciendo mientras persistan la irritación y la inflamación.

Cuando las proteínas que coagulan la sangre (plaquetas) encuentran una lesión, se tornan pegajosas y se adhieren unas a otras y también al tejido dañado, actuando como una venda para facilitar la curación. Así se forman los coágulos de sangre. Cualquier tipo de lesión hace que las plaquetas se agrupen o formen un coágulo y que las células arteriales liberen factores de crecimiento de naturaleza proteica, que estimulan el desarrollo de células musculares en el interior de las paredes arteriales. Una compleja mezcla de tejido cicatricial, plaquetas, calcio, colesterol y triglicéridos se incorpora también al proceso para colaborar en la curación de la lesión. El material principal de la placa está formado por esta masa de tejido fibroso, y no por colesterol. Los depósitos de calcio de la placa causan el endurecimiento característico de la aterosclerosis.

En contra de las creencias populares, la placa no recubre la parte interior del canal arterial como lo haría el lodo en una manguera de jardín. La placa crece en el interior de la pared arterial y termina por formar parte de ella. Las paredes arteriales están rodeadas por una capa de fuertes fibras musculares de disposición circular que impiden que la placa se dilate hacia el exterior. Por lo tanto, a medida que la placa crece comienza a ejercer presión hacia el interior y bloquea la apertura de la arteria, estrechándola y obstaculizando el flujo sanguíneo.

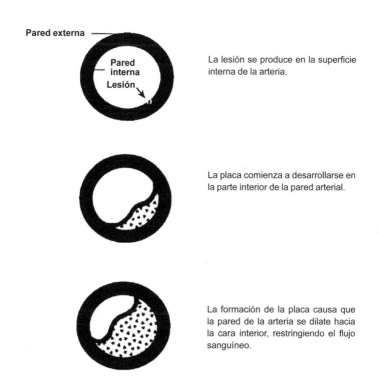

La lesión se produce en la superficie interna de la arteria.

La placa comienza a desarrollarse en la parte interior de la pared arterial.

La formación de la placa causa que la pared de la arteria se dilate hacia la cara interior, restringiendo el flujo sanguíneo.

Las plaquetas se reúnen en torno al sitio donde se ha producido la lesión con el fin de formar coágulos que taponen los orificios del vaso dañado. Pero si la lesión persiste o la sangre tiende a coagularse, se pueden seguir formando coágulos que tal vez bloqueen completamente la arteria. Una arteria que ya se ha estrechado debido a la placa puede quedar fácilmente obstruida por coágulos sanguíneos. Si este proceso tiene lugar en la arteria coronaria que alimenta el corazón, se produce el ataque cardíaco. Si se forma en la arteria carótida que se dirige hacia el cerebro, el resultado es un ataque cerebral. Las enfermedades cardiovasculares y otros problemas cardiovasculares son consecuencia de la aterosclerosis.

INFECCIÓN CRÓNICA Y ATEROSCLEROSIS

A pesar de que muchos factores de riesgo se asocian con las enfermedades cardiovasculares, ninguno de ellos ha demostrado ser la causa primera de la enfermedad. Una parte considerable de pacientes cardíacos no presenta ninguno de los factores de riesgo normales.[25] La causa real de las enfermedades cardiovasculares es imprecisa y parece deberse a múltiples factores.

La relación entre las infecciones crónicas y la aterosclerosis es un campo de investigación que está generando un gran interés. Entre las infecciones menores persistentes y las enfermedades cardiovasculares parece existir una relación causa-efecto. Investigaciones recientes han demostrado que determinados microorganismos pueden causar estas dolencias o, al menos, participar en la formación de la placa arterial que puede ocasionarlas.

Existe un gran número de estudios que han dado a conocer las asociaciones existentes entre las enfermedades cardiovasculares y las infecciones crónicas de origen viral y bacteriano.[26] Ya en los años setenta, los investigadores identificaron el desarrollo de aterosclerosis en las arterias de pollos que habían sido infectados experimentalmente con un virus del herpes. En la década de los ochenta, se dieron a conocer asociaciones similares en seres humanos infectados con diversas bacterias (a saber, *Helicobacter pylori* y *Chlamydia pneumoniae*) y ciertos virus del herpes (en particular, el citomegalovirus, o CMV). Por ejemplo, Petra Saikku y sus colegas de la Universidad de Helsinki (Finlandia) realizaron un estudio y descubrieron que 27 de cada 40 pacientes que habían sufrido un ataque cardíaco y 15 de cada 30 pacientes cardíacos masculinos portaban anticuerpos contra la *Chlamydia*, conocida por producir enfermedades periodontales e infecciones pulmonares. Solo 7 de cada 41 individuos que no padecían enfermedades cardiovasculares tenían dichos anticuerpos. En otro estudio realizado en el Baylor College of Medicine de Houston, en Texas, los investigadores hallaron que el 70% de los pacientes sometidos a cirugía por aterosclerosis tenían anticuerpos contra el citomegalovirus, una infección respiratoria común; dichos anticuerpos solo estaban presentes en un 43% de los sujetos de control.

A comienzos de los años noventa, los investigadores encontraron fragmentos de bacterias en la placa arterial, y así surgieron nuevas pruebas que respaldaron la vinculación entre la infección y la enfermedad cardiovascular. Uno de los primeros en descubrir microorganismos en la placa aterosclerótica fue Brent Muhlestein, cardiólogo del hospital LDS, en Salt Lake City, y de la Universidad de Utah. Muhlestein y sus colegas hallaron evidencias de *Chlamydia* en el 79% de la placa extraída de las arterias coronarias de 90 pacientes cardíacos. En comparación, menos del 4% de los sujetos normales presentaba *Chlamydia* en las paredes arteriales. Los estudios con animales ofrecieron pruebas más directas de que la bacteria podía contribuir a una inflamación crónica y a la formación de placa. Muhlestein demostró que en conejos infectados con *Chlamydia* se observaba un engrosamiento de sus paredes arteriales. Cuando se administraba a los animales un antibiótico para eliminarla, sus arterias volvían a tener un tamaño más normal.[27]

Algunas de las bacterias asociadas con la aterosclerosis participan también en el desarrollo de la caries dental y las enfermedades periodontales. James Beck, de la Universidad de Carolina del Norte, se dedicó a investigar datos dentales y descubrió que las personas que tenían infecciones dentales revelaban un índice superior de ataques cardíacos y cerebrales. Estos estudios ayudaron a determinar la relación entre la salud dental y las enfermedades cardiovasculares. La conexión entre la salud dental y la salud general se ha estudiado durante décadas. El doctor Weston A. Price, cirujano dental, identificó esta vinculación mientras realizaba estudios sobre los habitantes de las islas del Pacífico en los años treinta. Los sujetos que tenían la mejor salud general gozaban también de la mejor salud dental y, por cierto, eran precisamente los que consumían cocos y su aceite asiduamente.

Al menos uno de cada dos adultos de los países desarrollados tienen anticuerpos contra el *Helicobacter pylori,* la *Chlamydia pneumoniae* o el citomegalovirus. Los anticuerpos no indican necesariamente la presencia de una infección activa ni de aterosclerosis, pero es un signo de que en algún momento ha existido una infección. Es común que las infecciones producidas por estos organismos persistan indefinidamente. Una vez que el cuerpo se ha infectado con un herpes, por ejemplo, el virus permanece en él durante toda la vida. La efectividad del sistema inmunológico determina el nivel de trastorno que puede causar un virus. Cuanto más débil esté el sistema inmunológico, más probable será que se produzca una infección con sus consecuentes perturbaciones. Cuando estos microorganismos llegan al torrente sanguíneo, pueden atacar la pared de las arterias y causar infecciones menores que no producen síntomas detectables.

A medida que los microorganismos colonizan una pared arterial, comienzan a dañar las células arteriales. En un esfuerzo por curar la lesión, las plaquetas, el colesterol y las proteínas se combinan en la pared arterial, preparando el terreno para la formación de la placa y el desarrollo de la aterosclerosis.[28] En tanto la infección y la inflamación persistan, la placa continuará desarrollándose. La infección puede iniciar, y también promover, la aterosclerosis de las arterias, que a su vez causa la enfermedad cardiovascular.[29-30]

A este respecto, los investigadores no se deciden a concluir que la infección es el agente responsable de cada uno de los casos de pacientes cardíacos. Hay otros factores (como los radicales libres, la tensión sanguínea alta, la diabetes, etc.) que pueden causar lesiones en la pared arterial e iniciar la formación de la placa. Por otra parte, no todas las infecciones promueven la aterosclerosis. El motivo de alarma surge únicamente cuando el sistema inmunológico es incapaz de controlar la infección. Cualquier factor que pueda mermar la eficacia de nuestro sistema inmunológico, como por ejemplo, una enfermedad grave, una dieta inadecuada, la exposición al humo del tabaco, el estrés y la falta de ejercicio (es decir, muchos de los factores de riesgo que se asocian normalmente con las enfermedades cardiovasculares), también favorece que el cuerpo contraiga infecciones crónicas menores que pueden promover la aterosclerosis.

Sabemos que las enfermedades cardiovasculares se pueden tratar con antibióticos, al menos en algunos casos. Sin embargo, su uso es limitado porque solo combaten las bacterias y, por consiguiente, no son eficaces para las infecciones causadas por virus. No obstante, hay algo que puede destruir a las bacterias (*Helicobacter pylori* y *Chlamydia pneumonia*) y a los virus (CMV) comúnmente asociados con la aterosclerosis: los AGCM o el aceite de coco. Así es, lo creas o no: los AGCM presentes en el aceite de coco tienen la capacidad de eliminar los tres tipos principales de organismos aterogénicos. Estos ácidos grasos especiales no solo son inocuos para nosotros sino que, además, nos nutren y nos proporcionan energía; sin embargo, son letales para los microorganismos que causan infecciones y enfermedades. Las investigaciones han demostrado que los AGCM del aceite de coco pueden eliminar las bacterias y virus que causan la gripe, el herpes, las infecciones de la vejiga, los problemas de encías y muchos otros trastornos. El aceite de coco es un medio seguro y efectivo para prevenir e incluso superar cualquier enfermedad común. Trataré este tema más detalladamente en el siguiente capítulo.

DAÑOS CAUSADOS POR LOS RADICALES LIBRES

Los radicales libres son otra de las causas principales de lesiones arteriales que pueden producir aterosclerosis. Estas moléculas renegadas causan daños a células y tejidos. Existen algunas sustancias presentes en nuestros alimentos y en el medio ambiente que pueden favorecer la formación de los destructivos radicales libres.

Probablemente, las sustancias dietéticas más peligrosas para el corazón y las arterias son los lípidos (grasas) oxidados. Las grasas se oxidan cuando se ponen rancias y ese proceso de oxidación da lugar a la formación de radicales libres. Es interesante observar que en la placa de las paredes arteriales solo encontramos grasa y colesterol oxidados. Las grasas y el colesterol no oxidados no se acumulan en ella. Las únicas grasas que son nocivas para el corazón y las arterias son las que se han deteriorado por efecto de la oxidación.

Las grasas oxidadas abundan en nuestra dieta moderna. Los aceites vegetales procesados son particularmente perjudiciales. Estos aceites refinados han sido despojados de los antioxidantes naturales que los protegen de la oxidación y evitan la formación de radicales libres. En el momento en que los compras en el supermercado ya contienen peligrosos radicales libres. Cuando se utilizan en la cocina, el calor acelera la oxidación y la formación de radicales libres, y los aceites liberan en el torrente sanguíneo una horda de estas moléculas muy activas químicamente que atacarán el revestimiento interno de las arterias, causando inflamación y lesiones.

Otras fuentes relevantes de radicales libres son el humo del tabaco y el aire contaminado. Al inhalar el humo, los radicales libres penetran en los pulmones y pasan luego al flujo sanguíneo, a través del cual pueden atacar las arterias. Por este motivo, el hábito de fumar es uno de los mayores factores de riesgo para las enfermedades cardiovasculares.

La única forma de detener a un radical libre es por medio de un antioxidante. Los antioxidantes son moléculas que neutralizan los radicales libres y los convierten en elementos inocuos. Numerosos estudios han demostrado que las dietas ricas en frutas, hortalizas y antioxidantes (en especial las vitaminas A, C, E y el betacaroteno) reducen el riesgo de sufrir un ataque cardíaco o un derrame cerebral. Si los antioxidantes están disponibles en el flujo sanguíneo, pueden proteger a las arterias de los radicales libres y disminuir el riesgo de un ataque al corazón.

Podemos obtener antioxidantes de las frutas y hortalizas frescas, pero la mayoría de las personas no consumen una cantidad suficiente. Los suplementos antioxidantes pueden ser de gran ayuda. Otra forma de combatir los radicales libres es utilizar el aceite de coco. A diferencia de otros aceites vegetales, este producto es químicamente estable y no se oxida con facilidad. De hecho, es tan resistente a los ataques de los radicales libres que actúa como un antioxidante que ayuda a prevenir la oxidación de otros aceites. El aceite de coco puede proteger al corazón y a las arterias de los daños producidos por los radicales libres y, en consecuencia, reducir el riesgo de sufrir una enfermedad cardiovascular.

UN NUEVO ENFOQUE PARA LA PREVENCIÓN DE LAS ENFERMEDADES CARDIOVASCULARES

Una de las mayores tragedias de nuestra época con respecto a la dieta y la salud es el concepto erróneo de que el aceite de coco es un villano que provoca enfermedades cardiovasculares. Irónicamente, es uno de los mejores productos que puedes consumir para protegerte de ellas. No es un villano, como pretenden hacernos creer; en realidad, es un santo. ¡Si consumes aceite de coco, puedes reducir las probabilidades de sufrir un ataque al corazón!

Como ya he mencionado, el aceite de coco no ejerce un efecto negativo sobre los niveles de colesterol y de triglicéridos en sangre, y tampoco aumenta la capacidad de adherencia de las plaquetas (formación excesiva de coágulos sanguíneos). Los estudios revelan que el consumo de aceite de coco tiene muchos factores asociados con un riesgo menor de contraer una enfermedad cardiovascular, en comparación con otros aceites. Entre dichos factores, los principales son: menos depósitos de grasa corporal, mayor tasa de supervivencia, menor tendencia a la formación de coágulos, menor cantidad de radicales libres descontrolados, niveles inferiores de colesterol en el hígado, mayores reservas de antioxidantes en las células y una menor incidencia de enfermedades cardiovasculares.[31]

El aceite de coco protege al corazón y a las arterias de los daños causados por bacterias, virus y radicales libres. Al eliminar la causa de las lesiones arteriales, impide nuevos daños y favorece la curación de las paredes arteriales, es decir, no solo reduce el riesgo de padecer una enfermedad cardiovascular sino que además promueve la curación.

El aceite de coco parece tener un efecto directo sobre el corazón. Conozco personas que han regulado su ritmo cardíaco y reducido su tensión arterial mediante su consumo. El cardiólogo de una paciente llamada María le comunicó que solo le quedaban cinco años de vida. Uno de sus síntomas era el ritmo acelerado e irregular de su corazón. Su arritmia era tan grave que el médico insistió en que se implantara un marcapasos en el pecho. María se negó y decidió probar varios métodos naturales pero sus síntomas persistieron, e incluso empeoraron. Entonces le hablé del aceite de coco y comenzó a consumirlo como suplemento dietético con una dosis de cuatro cucharadas diarias. Más tarde me informó que al final del primer día su arritmia había disminuido en un 50% y me comentó que hacía muchos años que su corazón no estaba tan sereno. Nada de lo que había probado anteriormente le había producido un efecto semejante. Por supuesto, María sigue consumiendo aceite de coco y su corazón funciona con más normalidad: parece que le gusta el aceite de coco.

Aunque me alegré mucho al enterarme de los progresos de María, no puedo decir que me hayan sorprendido. Las personas que conocen el coco saben que es muy favorable para el corazón. En Jamaica dicen: «El coco es un tónico para la salud y es bueno para el corazón». Han pasado varios años, y María sigue consumiendo aceite de coco y ha sobrevivido a la predicción del médico que le auguró un ataque cardíaco con consecuencias fatales.

Esta evidencia debería bastar para que el aceite de coco se considerara un producto saludable para el corazón o, al menos, benigno en lo que concierne a las enfermedades cardiovasculares. Sin embargo, este aceite no es un simple espectador benevolente sino que tiene potencial para desempeñar una función importante en la batalla contra las enfermedades cardiovasculares. Las evidencias son tan notables que puede llegar a ser muy pronto una nueva arma en la lucha contra estas enfermedades.

DINERO, POLÍTICA Y ENFERMEDADES CARDIOVASCULARES

A diferencia de los tratamientos habituales para las enfermedades del corazón, el aceite de coco es barato, no tiene efectos secundarios y es fácil de conseguir. Sin embargo, esto también puede representar un obstáculo. Precisamente por ser un producto natural al alcance de todos, las industrias médicas y farmacéuticas no tienen ningún deseo de financiar estudios ni promover el interés por este tema. No representa ningún beneficio para ellos. Dado que la mayoría de la información sobre los AGCM presentes en el aceite de coco se limita a la literatura científica, muy pocas personas conocen sus beneficios. Los investigadores, médicos y autores experimentados que están familiarizados con dicha información deberían divulgar la verdad sobre el aceite de coco. Sin embargo, se enfrentan a una dura batalla pues deben lidiar con los prejuicios y conceptos erróneos divulgados por empresas que tienen grandes beneficios económicos en juego.

El ataque de la industria de la soja a los aceites tropicales se basó en la acusación de que producían enfermedades cardiovasculares. Esto resulta irónico porque, en realidad, sustituirlos por aceites vegetales hidrogenados no ha hecho más que aumentar la mortalidad de pacientes cardíacos.[32] Ya en los años cincuenta se sospechaba que los aceites hidrogenados causaban enfermedades cardiovasculares.[33] La industria de la soja, plenamente consciente de que los aceites hidrogenados causaban problemas de salud, intentó desalentar e incluso suprimir todos los estudios que presentaban resultados desfavorables. En el libro *What Your Doctor Won't Tell You* (Lo que tu médico nunca te dirá), su autora, Jane Heimlich, habla de una investigadora que, después de publicar los resultados de un estudio contrario a los aceites hidrogenados, no volvió a conseguir financiación para sus trabajos. Ella pensaba que el propósito de sus investigaciones no era promocionar un producto sino descubrir la verdad y ofrecer información, pero esto no le sentó bien a la industria de los aceites vegetales, que ya no volvió a costear sus investigaciones.

Pero, finalmente, la verdad acerca de los aceites hidrogenados y los ácidos grasos trans se hizo pública. Igual que sucedió con la industria del tabaco, que durante años negó que el humo de los cigarrillos causara cáncer, la de la soja rechazó que los ácidos grasos trans favorecieran las enfermedades cardiovasculares. Logró desviar astutamente la atención del público hacia las grasas saturadas y los aceites tropicales, señalándolos como productos perjudiciales. A medida que se intensificaba la campaña difamatoria de la industria de la soja, en la década de los ochenta y comienzos de los noventa todos los estudios coincidieron en señalar a los aceites hidrogenados como causantes de las enfermedades cardiovasculares, así como también de un considerable número de diversos problemas de salud. Consciente de que las evidencias contra los aceites hidrogenados eran cada vez mayores, la industria de la soja evitó mencionar el tema en su campaña en contra de los aceites tropicales. En todo momento sugirió que estos se debían sustituir por «aceites vegetales», pero nunca aclaró a qué tipo de aceite vegetal se refería, aunque sabía muy bien que se trataba del aceite vegetal hidrogenado.

Ahora sabemos perfectamente que los ácidos grasos trans representan una grave amenaza para la salud; muchos estudios han demostrado que son dañinos. Sus efectos negativos sobre los niveles de grasa en sangre son dos veces superiores a los que producen las grasas saturadas de origen animal.[34] Esto indica que el aceite hidrogenado es el doble de perjudicial para la salud que la grasa saturada. ¿Cuál es el resultado?

¡Los investigadores estiman que el consumo de ácidos grasos trans en los Estados Unidos causa, al menos, treinta mil muertes prematuras cada año![35]

Es evidente que la industria de la soja, en su esfuerzo por capturar un mercado mayor y obtener beneficios más importantes, no solo no ha reducido la incidencia de los ataques cardíacos, los derrames cerebrales, la aterosclerosis y otras enfermedades sino que, por el contrario, ha contribuido a aumentarlos, causando con ello un dolor y un sufrimiento incalculables. ¿Será capaz de admitir que ha engañado a todo el mundo, que estaríamos mucho mejor sin los aceites hidrogenados y que, después de todo, los aceites tropicales no son tan malos? No parece muy probable. Auguro que va a seguir luchando para evitar perder ventas, independientemente de las consecuencias que sus acciones tengan para la salud pública. De manera que seguirás encontrando noticias adversas sobre los aceites tropicales y propaganda positiva para los aceites vegetales hidrogenados durante algún tiempo. Ten en cuenta que las empresas que fabrican aceites hidrogenados envían materiales «informativos» con datos parciales a los profesionales sanitarios y a los editores de revistas y publicaciones sobre la salud, de modo que posiblemente tu médico esté un poco confundido respecto de este tema.

A medida que se conozcan más los beneficios del aceite de coco, la industria de la soja y sus amigos redoblarán sus esfuerzos para confundir al público con críticas infundadas y financiará investigaciones destinadas a ocultar la verdad para promocionar sus productos. Es muy frecuente que una institución o industria financie investigaciones arbitrarias que favorecen sus intereses. Sin lugar a dudas, seguirán existiendo campañas de desprestigio como las que se iniciaron en la década de los años ochenta y a comienzos de los noventa.

– 4 –

El maravilloso agente natural que combate los gérmenes

La edad de los supergérmenes

N o hay nada más que podamos hacer –comentó la doctora Gibert a un paciente de cincuenta y siete años que se estaba muriendo debido a una enfermedad renal.

Durante nueve meses los médicos habían probado desesperadamente un antibiótico tras otro, pero ninguno había funcionado. La sangre de este paciente estaba llena de bacterias que envenenaban lentamente su organismo.

—Hemos probado seis o siete medicamentos diferentes, algunos de los cuales sabíamos que no iban a ser efectivos, y ya no tenemos ningún otro tratamiento que ofrecerle –afirmó la doctora Gibert, especialista en enfermedades infecciosas del Centro Médico de Veteranos de Cincinnati.

Ni siquiera los fármacos experimentales que le administraban resultaban eficaces. Algunos análisis revelaban que la sangre del paciente se había limpiado pero la infección volvía a emerger pocos días más tarde. A veces conseguían eliminar una cepa de bacterias, pero poco después unas cuantas bacterias resistentes a los antibióticos reemplazaban a sus primas más vulnerables y se multiplicaban por millones. El paciente percibió la frustración de su médico.

—Apuesto a que va a decirme que me estoy muriendo —se resignó, suspirando con desaliento.

—Nada ha funcionado, y ya no tenemos más opciones —respondió la doctora.

Los antibióticos, las drogas milagrosas del siglo XX, habían resultado ineficaces en la lucha contra esa nueva cepa de bacterias. A los pocos días el paciente falleció por una infección bacteriana masiva en la sangre y el corazón.

Hoy en día, la gente sufre y perece debido a afecciones que hace cincuenta años la ciencia predijo que desaparecerían de la faz de la Tierra. Las enfermedades infecciosas como la tuberculosis, la neumonía y las enfermedades de transmisión sexual, que se creían dominadas gracias al uso de antibióticos, han resurgido, despertando un temor justificado. En la actualidad, las enfermedades infecciosas son la tercera causa de mortalidad entre los estadounidenses, por detrás del cáncer y de las enfermedades cardiovasculares, y se están convirtiendo en una amenaza global. La población mundial nunca ha sido tan vulnerable a infecciones emergentes y reemergentes, escribió el doctor Joshua Lederberg, ganador de un Premio Nobel por su investigación de la estructura genética de los microbios, en un editorial del *Journal of the American Medical Association.*

Los expertos afirman que esto se debe principalmente al abuso de los antibióticos porque estos promueven la proliferación de bacterias resistentes a los medicamentos. Los Centros para el Control y la Prevención de Enfermedades analizaron los registros de defunciones de todo el país y descubrieron que 65 de cada 100.000 muertes se debían a enfermedades infecciosas, en comparación con las 41 de cada 100.000 registradas doce años antes.

En 1946, solo cinco años después de que la penicilina comenzara a utilizarse de forma masiva, los médicos hallaron una bacteria (un tipo de estafilococo) que no era vulnerable a los antibióticos. Los farmacólogos comenzaron a desarrollar nuevos antibióticos pero, paralelamente, aparecieron nuevas bacterias resistentes a ellos. A medida que se desarrollaban nuevos medicamentos, surgían nuevas cepas de bacterias. Los farmacólogos pensaron que conseguirían resolver el problema si desarrollaban nuevos fármacos para combatir las nuevas cepas bacterianas. Paulatinamente, fue posible vencer algunas plagas como la tuberculosis, la neumonía bacteriana, la septicemia (envenenamiento de la sangre), la sífilis, la gonorrea y otras infecciones producidas por bacterias. Al menos, eso parecía. Los pacientes siguieron falleciendo debido a estas dolencias, aunque en menor cantidad. Las bacterias que causan enfermedades han protagonizado un tenaz retorno durante los últimos años. Estamos viviendo una nueva era de guerra bacteriológica, la era de los supergérmenes.

Hoy en día, cualquier bacteria que genera una enfermedad tiene distintas versiones que, como mínimo, son resistentes a uno de los cien antibióticos más importantes de la medicina. Algunos de estos supergérmenes tienen capacidad para resistir a casi todos los antibióticos. En la actualidad, uno de cada siete casos de tuberculosis no responde a los tratamientos. Existen varias cepas resistentes de neumococo, un microbio responsable de las heridas quirúrgicas infectadas y de algunas otitis infantiles, e incluso de la meningitis, que aparecieron en los años setenta y todavía se mantienen fuertes. Hoy en día mueren miles de pacientes por causa de infecciones bacterianas que en una época se curaban con antibióticos. Esto no se debe a que sus infecciones fueran inmunes a cualquier medicamento, sino más bien a que los médicos no consiguieron encontrar un antibiótico eficaz antes de que la voraz bacteria envenenara la sangre del paciente o deteriorara algún órgano vital.

Los medicamentos siguen siendo una defensa importante contra las infecciones bacterianas, pero la emergencia de los supergérmenes ha aumentado nuestra vulnerabilidad frente a muchas enfermedades que ya creíamos raras o extinguidas.

INTOXICACIÓN ALIMENTARIA: UN PROBLEMA CRECIENTE

Otra preocupación creciente de los últimos años se refiere a las prácticas sanitarias de la industria procesadora de alimentos. La intoxicación alimentaria provocada por bacterias se está convirtiendo en un grave problema. La carne es la fuente más común de bacterias nocivas. Se contamina fácilmente en los mataderos y almacenes, donde las condiciones sanitarias a menudo son deplorables. Debido a la prevalencia de contaminación en la carne, se aconseja reiteradamente cocinarla bien antes de consumirla. Una mínima pizca de sangre sobre la tabla de corte o en el cuchillo puede contaminar los alimentos crudos con bacterias que producen enfermedades o incluso pueden provocar la muerte.

Los Centros para el Control y la Prevención de Enfermedades estiman que hasta tres cuartas partes de todos los casos de intoxicación alimentaria en Estados Unidos están directamente relacionados con la carne picada. Un lote de carne picada puede contener porciones de carne procedentes de hasta cien vacas, y cualquiera de ellas puede haber estado contaminada. Solo se requiere una cantidad microscópica de carne procedente de un animal infectado para contaminar un lote completo de carne, que luego se divide y se envía a docenas de comercios y restaurantes. En 1993 se produjo un brote de increíbles proporciones. Un total de 700 personas resultaron intoxicadas por las hamburguesas que habían consumido en *Jack in the Box*, algunas de ellas con un daño renal permanente, y al menos 4 niños fallecieron.

E. Coli, la bacteria responsable del brote de Jack in the Box mata a 100 personas cada año en Estados Unidos y provoca enfermedades a otras 25.000. Hasta los alimentos que normalmente consideramos seguros pueden representar un problema. Por ejemplo, pensamos que la leche pasteurizada está libre de gérmenes perniciosos pero la contaminación puede tener lugar después de la pasteurización. En 1994, un camión contaminado con salmonela por una carga anterior de huevos entregó leche pasteurizada contaminada a una fábrica de helados de Minnesota. Los helados preparados con esa leche se distribuyeron en tiendas de diversos estados, causando aproximadamente 224.000 casos de intoxicación alimentaria, la mayor de toda la historia de Estados Unidos. Desde entonces, se han producido más de cincuenta brotes importantes en este país.

Un informe reciente del *American Medical News* afirmaba: «Los gérmenes patógenos que se transmiten por los alimentos —bacterias, sustancias químicas, parásitos, virus y agentes desconocidos cuya ingesta puede causar enfermedades— suponen una amenaza creciente para la salud pública».[1] Cada año, entre 6,5 y 81 millones de estadounidenses padecen enfermedades producidas por gérmenes presentes en los alimentos y alrededor de 9.000 fallecen a causa de ellas. Aunque la mayoría de los casos no implica peligro de muerte, la intoxicación alimentaria es mucho más común de lo que pensamos. Algunos expertos estiman que casi la mitad de los casos de gripe que se producen cada año son, en realidad, reacciones provocadas por intoxicación alimentaria, como probablemente fue el caso de la gripe que contrajiste el otoño pasado.

La contaminación se ha convertido en un problema cada vez más serio, y no solo a través de la carne sino también de todos los tipos de alimentos. Ni siquiera son seguras nuestras frutas y hortalizas. La sidra no pasteurizada, las lechugas y las fresas han causado también grandes episodios de intoxicación alimentaria. Si bien la cocción destruye las bacterias que causan enfermedades, lo cierto es que muchas frutas y hortalizas se consumen crudas. Lo único que puedes hacer es lavarlas concienzudamente y albergar la esperanza de haber eliminado el peligro. Pero si enfermas, tu única defensa serán los antibióticos y la capacidad de recuperación de tu propio cuerpo. ¿Y qué harías si te infectaras con uno de los supergérmenes, digamos una cepa de estafilococo resistente a la mayoría de los antibióticos? Tu mayor esperanza sería que tu sistema inmunológico fuera lo suficientemente fuerte como para superarlo.

Todos los virus son supergérmenes

Los antibióticos todavía son efectivos para la mayoría de las infecciones bacterianas. No obstante, los virus son otra cuestión. En un sentido, todos son supergérmenes porque no hay fármacos eficaces para eliminarlos. Los antibióticos solo son útiles contra las bacterias pero no contra los virus. Hasta la fecha no existen medicamentos que puedan erradicar categóricamente los virus y curar las enfermedades que causan. Los fármacos antivirales pueden reducir la gravedad de las infecciones, pero no consiguen eliminarlas por completo. Por esta razón no hay cura para el resfriado común, que es una infección vírica. Cuando contraes este tipo de infecciones, como un resfriado, la gripe, un herpes o una mononucleosis, el médico no puede hacer mucho para ayudarte. Su única opción es reducir la gravedad de los síntomas para que te encuentres un poco mejor mientras tu cuerpo lucha contra la infección.

El arma más poderosa que tenemos para combatir los virus son las vacunas, pero estas se utilizan para prevenir enfermedades y no para tratarlas. Las vacunas consisten en virus debilitados o muertos que se inyectan en el cuerpo. Este los identifica como una infección viral y produce una reacción febril apelando a sus propios componentes «antivirales» llamados anticuerpos. No obstante, estas vacunas no son completamente seguras ya que tienen la capacidad de causar infecciones y otras enfermedades. Los virus mutan, y surgen constantemente nuevas cepas, de modo que no existen vacunas para la mayoría de ellos. La única protección real contra las infecciones virales son las defensas naturales de nuestro cuerpo.

Las infecciones víricas no tienen cura y por este motivo pueden llegar a ser mortales, especialmente para individuos con un sistema inmunológico debilitado. Muchos niños y personas mayores fallecen cada año debido a la gripe, que no suele ser una enfermedad fatal. Una de las peores pandemias de la historia es el sida, causado por el virus de inmunodeficiencia humana (VIH). Este virus ataca las células del sistema inmunológico, dejando al enfermo a merced de las infecciones y de un gran número de organismos «oportunistas». Las infecciones producidas por dichos organismos terminan por causar la muerte del paciente. Hasta el momento, ninguno de los fármacos antivirales ha sido capaz de detener la enfermedad.

Estamos en la era de los supergérmenes. No podemos confiar en los medicamentos como medida de protección para todos los organismos infecciosos. Necesitamos algo que fortalezca nuestro sistema inmunológico para que este pueda combatir a los invasores dañinos —un superagente antimicrobiano.

UN SUPERAGENTE ANTIMICROBIANO

Vivimos en un entorno lleno de microorganismos. Están en el aire que respiramos, en los alimentos que consumimos, en el agua que bebemos e incluso habitan en nuestra piel. Muchos de estos gérmenes causan enfermedades. Algunos se han convertido en supergérmenes resistentes a los fármacos. Por fortuna, la naturaleza nos ofrece una gran cantidad de plantas medicinales que nos ayudan a protegernos del ataque de estas plagas nocivas. Una de esas plantas es el cocotero.

Cuando contraes un resfriado o la gripe, ¿cuánto tarda en remitir? Para la mayoría de las personas pueden durar desde algunos días hasta una semana, o incluso más. No existe ninguna medicina ni tampoco una cura para el resfriado común o la gripe. La única solución es dejar que tu cuerpo libre su propia batalla; por esta razón se requiere bastante tiempo para recuperar la salud.

No hace mucho, una colega me comentó que estaba experimentando los primeros signos de la gripe. Le dolía la garganta, tenía congestión nasal e indicios de fatiga. Le recomendé que tomara entre dos y tres cucharadas de aceite de coco mezclado con zumo de naranja templado en cada comida.

Ella me miró inquisitivamente, como si quisiera decir: «¿Estás bromeando? ¿Cómo voy a curarme tomando aceite de coco?».

En otras ocasiones habíamos hablado de los beneficios nutricionales que tenía el aceite de coco, pero ella dudaba de que pudiera representar una ayuda para eliminar la infección. En ningún momento le dije que se curaría, ni siquiera que se encontraría mejor.

—Confía en mí, pruébalo y espera a ver qué pasa –le respondí.

Sus síntomas empeoraron a lo largo del primer día, como suele suceder con las infecciones estacionales. Por lo general, la gripe avanza progresivamente durante los primeros días hasta que el cuerpo tiene tiempo para poner en marcha sus defensas y luchar contra la infección invasora. Al día siguiente, sin embargo, los síntomas empezaron a mejorar y desaparecieron completamente al final de la tercera jornada. ¡Tres días fueron suficientes! Estaba sumamente sorprendida.

—Nunca tuve una infección que remitiera en tan solo tres días –afirmó.

¿Cómo consiguió el aceite de coco detener el avance de la gripe? Uno de los efectos más asombrosos que nos ofrece este producto es su capacidad para combatir las infecciones. Cuando se consume aceite de coco, el cuerpo transforma sus ácidos grasos en poderosas plantas de energía antimicrobianas capaces de vencer al más nocivo de los microorganismos. Incluso los supergérmenes son vulnerables a estos compuestos derivados del coco que pueden salvarnos la vida. El aceite de coco es, esencialmente, un alimento natural antibacteriano, antiviral, antifúngico y antiprotozoario.[2-10]

Los efectos antimicrobianos del aceite de coco se deben a que está compuesto por AGCM. Todos estos ácidos grasos tienen propiedades antimicrobianas (cuando se convierten en ácidos grasos libres o monoglicéridos), algunos en mayor medida que otros. Este es un campo apasionante de investigación porque incluye una fuente alimenticia rápidamente disponible que se puede utilizar para tratar y prevenir las enfermedades infecciosas. ¿No sería más agradable luchar contra una infección consumiendo nuestros alimentos favoritos preparados con aceite de coco, en vez de atiborrarnos de antibióticos y sufrir luego sus efectos secundarios? Tomar una pizza preparada con aceite de coco o un budín hecho con leche de coco es mucho más apetecible que tragar un montón de medicamentos que saben fatal. Y esto es posible. Los investigadores trabajan actualmente en fórmulas derivadas de los AGCM presentes en el aceite de coco para producir suplementos dietéticos y fármacos antimicrobianos concentrados.

El aceite de coco tiene un enorme y sorprendente potencial para el tratamiento y la prevención de una amplia gama de infecciones –desde la gripe hasta enfermedades con una amenaza real para la vida, como el sida–. Tratar a los pacientes infectados con el VIH (el virus que causa el sida) administrándoles AGCM ha demostrado ser una gran promesa, razón por la cual se están llevando a cabo muchas investigaciones en este campo. Consumir aceite de coco puede ser una solución sencilla para muchas de las dolencias que afrontamos hoy en día. Las pruebas de laboratorio han demostrado que los AGCM del aceite de coco son eficaces para destruir los virus que causan la gripe, el sarampión, los herpes, la mononucleosis, la hepatitis C y el sida; las bacterias que provocan úlceras estomacales, infecciones de garganta, neumonía, sinusitis, dolor de oídos, fiebre reumática, caries dental, intoxicación alimentaria, infecciones urinarias, meningitis, gonorrea y el síndrome del shock tóxico; los hongos y las levaduras que pueden dar lugar a la tiña, la candidiasis y las aftas, y los parásitos que pueden producir infecciones intestinales como la giardiasis. Lo maravilloso de utilizar el aceite de coco para el tratamiento o la prevención de estas afecciones es que resulta letal para los microorganismos que las causan pero es inocuo para las personas. Los ácidos grasos que contribuyen a la eficacia del aceite de coco en la lucha contra los gérmenes son los mismos que la naturaleza ha incluido en la leche materna para proteger a los bebés. Si son seguros para un recién nacido, con más razón lo son para nosotros. La naturaleza ha concebido los AGCM para nutrirnos y protegernos de las enfermedades infecciosas.

A diferencia de la mayoría de los virus de la gripe, el que causa el resfriado común (rinovirus) no cuenta con un revestimiento lípido y, por lo tanto, no es vulnerable a la acción de los AGCM. Los síntomas del resfriado y de la gripe suelen ser muy similares y resulta difícil identificarlos. A pesar de lo dicho anteriormente, el aceite de coco puede ser beneficioso en cualquiera de los dos casos. Cualquier tipo de infección debilita el sistema inmunológico, lo que permite que otros gérmenes se multipliquen, complicando aún más el problema. Si la infección se debe a un resfriado, los AGCM ayudarán a eliminar esos otros microorganismos nocivos, aliviando el estrés del sistema inmunológico y potenciando su eficacia en la lucha contra el virus del resfriado.

Los investigadores médicos desarrollan maravillosos fármacos sintéticos para combatir las infecciones, pero todos tienen efectos secundarios no deseados.

Algunos medicamentos son muy tóxicos. El aceite de coco es el arma antimicrobiana por excelencia de la naturaleza y, por ser un alimento que ha resistido la prueba del paso del tiempo, resulta totalmente seguro. Algunos fármacos pueden ser necesarios para tratar determinadas enfermedades, pero si consumes aceite de coco de manera asidua puedes reducir en gran medida las posibilidades de padecer alguna de estas enfermedades infecciosas.

A medida que la investigación avance, el aceite de coco puede demostrar que es una de las mejores sustancias antimicrobianas a nuestro alcance sin necesidad de una receta médica. Por el mero hecho de añadirlo a tu dieta diaria disfrutarás de una protección sustancial para un amplio abanico de enfermedades infecciosas. Si percibes que has contraído la gripe, puedes luchar contra la infección mediante el consumo de coco seco o tomando alimentos preparados con aceite de coco. Si tienes hijos, este puede ser un medio eficaz para protegerlos de muchas enfermedades y problemas infantiles como el dolor de oídos y el sarampión. Junto con una buena higiene dental, puede protegerte de las caries y de las enfermedades periodontales. Tomar asiduamente batidos de frutas preparados con aceite de coco es una de las medidas más sanas que puedes adoptar para tus hijos y para ti.

REMEDIO NATURAL CONTRA LOS GÉRMENES

Los ácidos grasos son esenciales para nuestra salud. Son necesarios para producir los componentes esenciales de nuestros tejidos y nuestras hormonas. Cada una de las células de nuestro cuerpo debe tener un suministro disponible de ácidos grasos para funcionar correctamente. La naturaleza ha introducido ácidos grasos en nuestros alimentos con una finalidad. Tu cuerpo los reconoce y sabe qué hacer con ellos. Los AGCM son sustancias naturales que el cuerpo sabe cómo utilizar en beneficio propio. Son inocuos para nosotros pero letales para determinados organismos.

Los AGCM son antibacterianos, antifúngicos, antivirales y antiparasitarios. El ácido caprílico (C:8), el ácido cáprico (C:10) y el ácido mirístico (C:14) tienen propiedades antimicrobianas; el ácido láurico (C:12) presenta una mayor actividad antiviral. Este dato es importante porque hay muy pocas sustancias que puedan combatir los virus con eficacia.

El ácido láurico (y otros AGCM), a diferencia de muchos fármacos, no tienen efectos secundarios perjudiciales.

Ya en 1966 el doctor Jon J. Kábara, investigador de la Universidad del Estado de Michigan, informó sobre la actividad microbiana del ácido láurico. Debido a la preocupación generada en torno a la contaminación viral a través de los alimentos, las investigaciones se centraron en los efectos antivirales del ácido láurico y muy pronto se descubrió que también tenía propiedades antibacterianas y antifúngicas. De hecho, todos los AGCM parecen compartir esta característica.

La mayoría de las bacterias y de los virus están revestidos por una capa de lípidos (grasas). Los ácidos grasos que conforman esta membrana externa envuelven el ADN del organismo y otros componentes celulares. A diferencia de nuestra piel, que es relativamente resistente, la membrana de dichos microorganismos es casi líquida. Los ácidos grasos de la membrana están ligeramente unidos, confiriendo a la membrana un notable grado de movilidad y flexibilidad. Esta característica única permite que los organismos se muevan, se doblen y pasen a través de las aberturas más diminutas.

Los AGCM eliminan fácilmente a virus y bacterias revestidos por lípidos y los destruyen, principalmente, mediante la alteración de sus membranas lípidas. Los ácidos grasos de cadena media son similares a los que componen la membrana del microorganismo y, por tanto, son fácilmente atraídos y absorbidos por ella. A diferencia de otros ácidos grasos presentes en la membrana, los AGCM son mucho más pequeños y debilitan la membrana (que ya es prácticamente líquida) hasta desintegrarla.[11] Literalmente, la membrana se abre derramando lo que contiene en su interior, y acaba con el microorganismo. Nuestros glóbulos blancos limpian y eliminan rápidamente los residuos celulares. Los AGCM exterminan a los organismos invasores sin causar ningún daño conocido a los tejidos humanos.

Nuestro cuerpo utiliza de forma natural el poder antimicrobiano de los AGCM. Nuestra primera línea de defensa contra cualquier organismo nocivo es nuestra piel. Con el propósito de infligir daños, en primer lugar los microorganismos deben atravesar la barrera protectora de la piel. Aunque esta tiene un cierto grado de permeabilidad, también está equipada con armas químicas que combaten los ataques de dichos microorganismos. Una de dichas armas es el aceite segregado por nuestras glándulas sebáceas, que se encuentran cerca de las raíces de cada uno de los cabellos. El aceite es secretado en todo el cuero cabelludo para lubricar la piel y el cabello. Algunos lo han descrito como la «crema natural de la piel» porque impide que esta se reseque y se agriete. Como contiene ácidos grasos de cadena media, tiene otra importante función, que es la lucha contra los microorganismos invasores. La delgada capa de grasa de la piel nos ayuda a protegernos de una multitud de gérmenes perjudiciales que entran en contacto con ella cada día.

Pero los AGCM no solo se encuentran en la piel sino también en la leche materna que protege y nutre a los bebés.[12] No son tóxicos para nosotros y sus productos secundarios tampoco lo son. Son absolutamente seguros y naturales. Al hablar de la seguridad de los ácidos grasos en usos medicinales, el investigador de lípidos Jon J. Kabara afirma que «los ácidos grasos y sus derivados tienden a ser las sustancias

químicas menos tóxicas conocidas por el hombre. No solo
no son agentes tóxicos para las personas sino que son alimentos reales y, en el caso de los ácidos grasos insaturados, esenciales para el crecimiento, el desarrollo y la salud».[13]

MICROORGANISMOS ELIMINADOS POR LOS ÁCIDOS GRASOS DE CADENA MEDIA	
La investigación médica ha identificado varios organismos patógenos que pueden ser desactivados por los ácidos grasos de cadena media presentes en el aceite de coco. A continuación ofrezco una lista de los organismos mencionados en la literatura médica:	
VIRUS	BACTERIAS
Virus de inmunodeficiencia humana (VIH) Coronavirus asociado con el síndrome respiratorio agudo Virus del sarampión Virus de la rubéola Herpes simplex (HSV-1 y -2) Herpes viridae Virus del sarcoma Virus sincitial respiratorio Virus humano linfotrópico (tipo 1) Virus de la estomatitis vesicular Virus visna Citomegalovirus (CMV) Virus Epstein-Barr Virus de la gripe Virus de la leucemia Virus de la neumonía Virus de la hepatitis C Virus Coxsackie B4	Listeria monocytogenes Helicobacter pylori Hemophilus influenzae Staphylococcus aureus Staphylococcus epidermidis Streptococcus agalactiae Escherichia coli Pseudomonas aeruginosa Acinetobacter baumannii Neisseria Chlamydia trachomatis Streptococci. Grupos A, B, F y G Organismos gram positivos Organismos gram negativos (si se tratan previamente con quelatos)
	PARÁSITOS
	Giardia Ciliate protozoa

ÁCIDO LÁURICO

En términos técnicos, el aceite de coco tal como se encuentra en los cocos frescos tiene pocas propiedades antimicrobianas, o acaso ninguna. Los cocos pueden ser atacados por hongos y bacterias como cualquier otro fruto. Reconozco que esto parece contradecir lo que he afirmado anteriormente. Sin embargo, el milagro que encierra este maravilloso fruto es que una vez consumido el aceite, nuestro cuerpo lo convierte en una forma que resulta fatal para los microbios que producen enfermedades pero, no obstante, es inocuo para nosotros.

Todos los aceites, incluido el de coco, están compuestos por triglicéridos. Estos no son más que tres ácidos grasos unidos a una molécula de glicerol. Cuando se consume el aceite, estos triglicéridos se descomponen en diglicéridos (dos ácidos grasos unidos por una molécula de glicerol), monoglicéridos (un ácido graso acoplado a un glicerol) y ácidos grasos libres. Los monoglicéridos y los ácidos grasos libres son los que tienen propiedades antimicrobianas. Los más activos son el ácido láurico y el ácido cáprico, y sus monoglicéridos, la monolaurina y la monocaprina.

Con respecto a sus propiedades antimicrobianas, los monoglicéridos y los ácidos grasos libres son activos mientras que los diglicéridos y los triglicéridos son inactivos. Las propiedades antimicrobianas del aceite de coco (compuesto por triglicéridos) se tornan activas solo cuando se ingieren o cuando se convierten en ácidos grasos libres o monoglicéridos.

El ácido graso de cadena media que parece tener el mayor efecto antimicrobiano general es el ácido láurico (y la monolaurina). Es el mayor de los AGCM y consiste en una cadena de doce átomos de carbono.

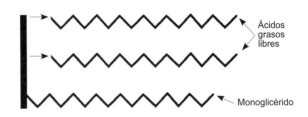

Los aceites de coco y de palmiste son, con diferencia, las fuentes naturales más ricas en este supernutriente, que representa casi el 50% de su contenido graso. La grasa de la leche y la mantequilla ocupan un distante segundo puesto, con un 3%. Estas son las únicas fuentes alimenticias que contienen cantidades significativas de ácido láurico. A diferencia de los aceites tropicales, todos los aceites vegetales son completamente deficientes en este y otros AGCM.

El ácido láurico se identificó por primera vez en los frutos y semillas del laurel, una planta que crece en la región mediterránea. Las propiedades curativas de este aceite ya se conocían en la antigüedad. En Italia, Francia, Grecia, Turquía y Marruecos se utilizaba como medicina popular para mejorar la digestión, como ungüento para las enfermedades de la piel y como protección contra las picaduras de algunos insectos. No fue hasta los años cincuenta y sesenta cuando los científicos comenzaron a dar a conocer sus secretos curativos. Aunque las semillas del laurel contienen un 40% de ácido láurico, los aceites de coco y de palmiste son una fuente aún más rica. Las investigaciones médicas realizadas sobre él ácido láurico y otros AGCM se han ocupado predominantemente de los aceites tropicales.

Debido a la gran cantidad de beneficios para la salud derivados del ácido láurico, los investigadores han estudiado diversas formas de aumentar la cantidad disponible en nuestros alimentos. Han realizado experimentos con una gran variedad de plantas en un esfuerzo por elevar su contenido de ácido láurico. Recientemente, los científicos han producido genéticamente una nueva variedad de canola, denominada laurato de canola, que contiene un 36% de ácido láurico. Con el paso del tiempo, esta nueva clase de canola puede llegar a utilizarse en una gran variedad de alimentos.

Las investigaciones han demostrado que los diversos beneficios para la salud de los ácidos grasos de cadena media y sus monoglicéridos han resultado tan convincentes que las empresas comienzan a fabricar suplementos dietéticos que los contienen. Comercializado bajo diferentes marcas, Lauricidin® es un suplemento de monolaurina que se vende en muchas tiendas de alimentos dietéticos y es recomendado por muchos profesionales de la salud. Docenas de clínicas de Estados Unidos utilizan estos suplementos para tratar a sus pacientes, consiguiendo éxitos extraordinarios. Por ejemplo, se han observado importantes progresos en la salud de individuos infectados con el VIH a los que se administran estos suplementos bajo supervisión clínica.[14] La mayoría de los suplementos de monolaurina se presentan en cápsulas de 300 mg.

Los complementos dietéticos y los aceites vegetales modificados genéticamente son las dos formas a través de las cuales la industria de los alimentos y de la salud intenta aumentar nuestro consumo de ácido láurico. Con diferencia, las fuentes naturales más ricas en ácido láurico son los cocos y su aceite. Por ejemplo, una cucharada de coco seco contiene casi 2 gramos de ácido láurico y una cucharada de aceite de coco puro, 7 gramos. Los productos derivados del coco contienen ácido láurico y también otros AGCM, entre ellos ácido cáprico (7%) y ácido caprílico (8%); ambos proporcionan muchos efectos beneficiosos para la salud que probablemente no tengan los alimentos que no proceden del coco.

BACTERIAS

Hasta el descubrimiento de los antibióticos, la ciencia médica tenía pocos recursos para combatir las infecciones bacterianas. Lo único que podía hacer era conseguir que el paciente se sintiera lo mejor posible mientras su cuerpo luchaba contra la enfermedad. Los fármacos son ahora el arma habitual para eliminar las bacterias que causan enfermedades. Sin embargo, hay algunos productos naturales –alimentos y plantas– que también tienen propiedades antibióticas y que se han utilizado durante generaciones con cierto grado de éxito. Uno de ellos es el aceite de coco.

Los ácidos grasos hallados en el coco son un potente antibiótico. Son conocidos por eliminar las bacterias que causan infecciones nasales y de garganta, neumonía, otitis, úlceras estomacales, enfermedades venéreas y caries dentales, por nombrar solamente algunas de ellas. La tabla de la página 114 contiene algunas de las bacterias contra las cuales los AGCM han demostrado su eficacia.

El tratamiento normal para todas las infecciones bacterianas es la administración de antibióticos. Resulta indudable que esto es imprescindible en situaciones donde existe una amenaza evidente para la vida, pero también es concebible que en vez de tomar un fármaco para cada infección nos limitemos a consumir alimentos que tienen la capacidad de eliminar estos microorganismos. Las cebollas, el ajo y la equinácea son plantas comestibles utilizadas habitualmente para este propósito. El coco es otro alimento que sirve para el mismo objetivo, quizás mucho más que cualquiera de los demás antibióticos naturales.

Tomemos como ejemplo las úlceras estomacales. Un estudio reciente estimó que el 90% de los casos son provocados por la bacteria *H. pyloris* y no por el exceso de ácidos, como se creía en una época. Los AGCM destruyen la *H. pyloris*. Llegará un día en que tu médico simplemente te recomendará consumir más alimentos preparados con aceite de coco para tratar tu úlcera estomacal. Utilizándolo de forma asidua es posible prevenir las infecciones. Esto se podría aplicar también a las otitis, a la neumonía, la intoxicación alimentaria y a una enorme cantidad de otras enfermedades infecciosas. Se trata de una alternativa muy esperanzadora que debe ser investigada más exhaustivamente. Sin embargo, no necesitas esperar diez o veinte años hasta que la investigación se complete para disfrutar de los beneficios del aceite de coco, porque su uso es seguro y puedes añadirlo a tu dieta sin ningún temor.

Uno de los inconvenientes de tomar antibióticos es que, por lo general, eliminan tanto las bacterias buenas como las malas. Nuestros intestinos son el hogar de muchas bacterias beneficiosas que no causan ningún daño y que, por el contrario, son necesarias para conservar la buena salud. Estas bacterias ayudan a digerir los nutrientes, sintetizan vitaminas importantes (como la vitamina K) que son esenciales para la salud y compiten por el espacio vital con gérmenes patógenos o bacterias y levaduras perjudiciales. Los intestinos de una persona sana albergan una gran cantidad de bacterias que previenen algunos problemas de salud como, por ejemplo, la candidiasis. La cándida es un hongo unicelular, o levadura, que habita normalmente en el tracto intestinal. Esta levadura no constituye una amenaza importante siempre y cuando las bacterias beneficiosas superen en número a la cándida y la mantengan bajo control.

Los antibióticos eliminan las causas de la enfermedad pero también las bacterias útiles. Por este motivo, las levaduras del tipo de la cándida, que no resultan afectadas por estos medicamentos, proliferan e invaden todo el tracto intestinal. La consecuencia es una propagación de la levadura o, lo que es lo mismo, una infección. Este tipo de infecciones pueden prolongarse durante años, causando una amplia variedad de síntomas que abarcan desde jaquecas hasta problemas digestivos. Es bastante frecuente que las personas tengan infecciones sistémicas producidas por la cándida sin siquiera saberlo. Es importante tomar probióticos o medicamentos antifúngicos cada vez que se toman antibióticos. Un probiótico promueve el desarrollo de bacterias provechosas pero no tiene el mismo efecto sobre las bacterias que causan enfermedades.

Una de las ventajas del ácido láurico es que elimina las bacterias revestidas por lípidos sin perjudicar a las bacterias beneficiosas que habitan en nuestros intestinos.[15] Los AGCM también poseen propiedades antifúngicas, de manera que no solo matan las bacterias perjudiciales sin afectar a las que son beneficiosas sino que además eliminan la cándida y otros hongos del tracto intestinal y promueven un entorno intestinal sano.

LEVADURAS Y HONGOS

Norma Galante, estudiante universitaria de Boston, acudió a su clínica médica porque experimentaba picores vaginales acompañados por leves secreciones. El médico hizo un cultivo de dichas secreciones y las observó a través del microscopio. Diagnosticó una infección bacteriana moderada y le recetó un antibiótico.

Los síntomas de Norma se intensificaron al poco tiempo de iniciar el tratamiento. Volvió a consultar con su médico y él le prescribió un antibiótico diferente que tampoco resultó eficaz. Ella volvió a consultarlo reiteradamente pero ninguno de los remedios recetados producía ningún efecto positivo. «Cada vez que acudía a la clínica, los médicos me recetaban un nuevo tipo de antibiótico», comenta Norma. Frustrados por los resultados negativos, los médicos le recomendaron finalmente una crema tópica indicada para la candidiasis, con la esperanza de solucionar sus síntomas. La cándida es resistente a los antibióticos pero se puede tratar tópicamente con cremas antifúngicas y también con supositorios. En esta ocasión, los síntomas remitieron. Norma pensó que por fin había resuelto su problema y se sintió muy aliviada.

ENFERMEDADES INFECCIOSAS	
Los estudios médicos publicados revelan que los AGCM presentes en el aceite de coco destruyen las bacterias, los hongos y los parásitos que causan las siguientes enfermedades:	
INFECCIONES BACTERIANAS	**INFECCIONES VIRALES**
Infección nasal y de garganta Infecciones del tracto urinario Neumonía Otitis Fiebre reumática Caries dental y enfermedades perio- dontales Intoxicación alimentaria Síndrome del shock tóxico Meningitis Gonorrea Enfermedad inflamatoria de la pelvis Infecciones genitales Linfogranuloma venéreo Conjuntivitis Psitacosis (fiebre del loro) Úlceras gástricas Septicemia Endocarditis Enterocolitis	Gripe Sarampión Herpes Mononucleosis Síndrome de fatiga crónica Hepatitis C Sida Síndrome respiratorio agudo **INFECCIONES FÚNGICAS** Tiña Pie de atleta Tiña inguinal Candidiasis Dermatitis del pañal Muguet (aftas orales) Hongos en las uñas de los dedos de los pies **INFECCIONES PARASITARIAS** Giardiasis

Las infecciones producidas por levaduras suelen ser persistentes y también recurrentes. Ese era el caso de Norma. No pasó mucho tiempo antes de que contrajera una nueva infección. Los antibióticos parecieron aliviar los síntomas en un primer momento, pero al cabo de unos pocos meses volvieron a aparecer. Pronto comenzó a desarrollar todo tipo de infecciones fúngicas, como pie de atleta y erupciones en la piel (tiña), que se convirtieron en una molestia continua. Se sentía cansada constantemente y cualquier mínimo esfuerzo la agotaba. Además, se encontraba muy deprimida: «Los médicos no me ofrecían ninguna solución —recuerda—. Para ellos era una molestia menor pero yo convivía diariamente con los picores y la fatiga; para mí no era un problema sin importancia».

Al comprobar que los médicos no conseguían ayudarla, comenzó a investigar por su cuenta. Recorrió las tiendas de dietética en busca de libros, recabando toda la información posible sobre las infecciones producidas por levaduras. Después de estudiar el tema, se dio cuenta de que sufría una candidiasis sistémica o, lo que es lo mismo, una infección generalizada por cándida. Norma eliminó el azúcar de su dieta y comenzó a tomar un suplemento dietético derivado del aceite de coco, denominado ácido caprílico. ¡Y funcionó! La infección vaginal y las erupciones de la piel desaparecieron poco tiempo después. Liberada del esfuerzo constante de luchar contra la infección, Norma recuperó su energía y consiguió reanudar su actividad normal sin sentirse constantemente extenuada. «¡Fue un gran alivio encontrar algo que por fin me devolviera la energía!», expresó.[16]

Uno de los problemas de salud más extendidos en la sociedad occidental se debe al hongo *Candida albicans*. Muchas mujeres están familiarizadas con este incómodo trastorno porque es una causa común de las infecciones vaginales. El mismo organismo provoca aftas en la boca, o muguet, y dermatitis del pañal en los bebés. La cándida es un hongo unicelular o levadura, que habita en el tracto intestinal y en las membranas mucosas. Pocos días después de su nacimiento, los recién nacidos se infectan con este hongo y ya tienen una colonia incipiente en su tracto digestivo. Por lo general, la competencia por el espacio que libran las bacterias beneficiosas y la acción limpiadora de nuestro sistema inmunológico consiguen controlar el número de miembros de estas colonias e impide que ocasionen problemas de salud. Pero cuando el sistema inmunológico está bajo o cuando los antibióticos destruyen las bacterias provechosas que habitan en nuestros intestinos, se puede manifestar una infección conocida como candidiasis. Un solo tratamiento de antibióticos puede producir este tipo de infección. Aproximadamente, el 75% de las mujeres sufren una infección vaginal en algún momento de su vida.

Las infecciones vaginales producidas por hongos se tratan normalmente cuando están localizadas en una sola parte del cuerpo. Sin embargo, muchas personas tienen infecciones sistémicas en las que la cándida se desarrolla de forma descontrolada y termina por infectar el sistema digestivo y propagarse por el resto del cuerpo, incluyendo el sistema reproductivo. Las infecciones sistémicas conocidas como candidiasis (o síndrome de levadura) afectan al organismo en su conjunto, tanto en hombres como en mujeres. Los síntomas son numerosos y variados (véase la tabla de la página 125), y los mismos médicos tienen dificultades para identificar el problema.

Y como no resulta fácil detectarla, cientos de miles de mujeres y hombres están afectados por la candidiasis sin tener conocimiento de ello. Las infecciones vaginales o las orales (aftas) se pueden identificar porque producen una secreción de color blancuzco. Las infecciones vaginales recurrentes son uno de los signos que indican una infección sistémica. Sin embargo, también puede haber candidiasis sin que se observe una infección vaginal activa. Cualquiera que haya tomado antibióticos, píldoras anticonceptivas, esteroides o drogas inmunosupresoras corre el riesgo de sufrir una infección fúngica sistémica aunque no experimente ningún síntoma. Los síntomas típicos incluyen la fatiga, la depresión, las alergias y las infecciones recurrentes de la piel producidas por hongos (pie de atleta, tiña, tiña inguinal, etc.).

Los hongos de la piel pueden afectar a cualquier parte del cuerpo, desde la cabeza hasta los dedos del pie. La piel seca y escamosa que persiste a pesar del uso de cremas o lociones corporales puede deberse a una infección producida por algún hongo. Lo que a menudo se conoce como psoriasis es, en realidad, una infección fúngica. La causa de la caspa es, en parte, un hongo de la piel. La tiña del cuero cabelludo (*Tinea capitis*) es un problema importante durante la preadolescencia causado por un hongo de la piel que es similar al que produce el pie de atleta. Durante la pubertad se activan glándulas que segregan un aceite que contiene ácidos grasos de cadena media y protege al cuero cabelludo de los hongos de la piel, (consulta el capítulo 6, donde se ofrece más información sobre la salud de la piel).

PROBLEMAS COMÚNMENTE ASOCIADOS CON LA INFECCIÓN SISTÉMICA PRODUCIDA POR CÁNDIDA	
GENERAL	Fatiga, dolor de cabeza, problemas digestivos, dolores articulares, depresión, pérdida de memoria, irritabilidad, alergias
MUJERES	Vaginitis persistentes, irregularidades de la menstruación, problemas recurrentes de la vejiga
HOMBRES	Tiña inguinal y pie de atleta (recurrentes o persistentes), impotencia
NIÑOS	Otitis, hiperactividad, problemas de conducta y aprendizaje
Fuente de información: Crook, W. 1986, *The Yeast Connection*.	

Uno de los productos naturales más eficaces en la lucha contra los hongos y levaduras es el ácido caprílico, un ácido graso de cadena media derivado del aceite de coco. Normalmente, el ácido caprílico se comercializa en cápsulas como suplemento dietético y se puede encontrar en tiendas de dietética o en herbolarios. Es muy efectivo contra la cándida y otros tipos de hongos. Para uso tópico, se mezcla con un poco de aceite de coco o de aceite de vitamina E, y es muy eficaz para tratar las infecciones de la piel producidas por hongos. He sido testigo de algunas infecciones fúngicas que persistieron durante meses y que, sin embargo, remitieron en cuestión de unos pocos días gracias al ácido caprílico mezclado con un poco de aceite de coco. Es igualmente efectivo para uso interno pues elimina los hongos sin producir el menor daño. Las mujeres polinesias que consumían la dieta típica, abundante en coco, sufrían muy raramente este tipo de infecciones. Consumir aceite de coco de manera asidua, tal como hacen los polinesios, sería un arma eficaz para mantener a raya la cándida y otros microorganismos nocivos.

La eficacia del ácido caprílico se considera tan favorable que muchos fabricantes de suplementos dietéticos lo incluyen en los productos que se utilizan en el tratamiento de las infecciones vaginales y sistémicas producidas por hongos o levaduras. El doctor John P. Trowbridge, presidente del Colegio Americano para el Avance de la Medicina y coautor del libro *The Yeast Syndrome* (El Síndrome de la levadura), recomienda insistentemente utilizar el ácido caprílico como ayuda para luchar contra las infecciones sistémicas producidas por la cándida.

También lo recomienda el doctor William Crook, autor del libro *The Yeast Connection* (La conexión de la levadura) y una reconocida autoridad en el campo de las infecciones producidas por levaduras. Este médico nos informa que muchos colegas lo han utilizado con éxito y que es especialmente eficaz para los pacientes que manifiestan reacciones adversas cuando ingieren medicación antifúngica.[17] El ácido caprílico es tan efectivo como la nistatina (el fármaco más conocido y recetado para este tipo de infecciones) pero, a diferencia de ella, no presenta ningún efecto secundario.

Hasta el momento, la única cura efectiva para la candidiasis han sido los medicamentos y los cambios en la dieta. El ácido caprílico es una sustancia natural que se ha utilizado con éxito como sustituto de los fármacos; se suele vender combinado con hierbas antifúngicas como suplemento dietético o como tratamiento para las infecciones por hongos. Caprinex (Nature's Way), Capricin (Professional Specialties), Mycostat (P & D Nutrition) y Caprystatin (Ecological Formulas) son los nombres de algunos de los suplementos anticándida que se pueden encontrar en el mercado.

Es interesante destacar que no es frecuente que las personas que tienen una dieta rica en cocos sufran estas infecciones, a pesar de vivir en regiones donde abundan los hongos y las levaduras. Las infecciones producidas por hongos, los hongos de la piel, el acné y otras infecciones de la piel constituyen un problema grave únicamente en climas más templados, donde los aceite vegetales son la fuente principal de grasa ingerida en la dieta.

PARÁSITOS

Hay dos grupos generales de parásitos. Uno de ellos consiste en lombrices como, por ejemplo, el áscaris y la tenia. El segundo grupo es el de los protozoos, que son organismos unicelulares. Los parásitos infectan los intestinos de las personas y los animales y pueden causar graves problemas intestinales. Solemos asociarlos con los países del Tercer Mundo y las malas condiciones sanitarias, pero constituyen un problema en cualquier sitio, incluso en Norteamérica y Australia. En los países donde las condiciones sanitarias son una prioridad, la gente asume equivocadamente que no tiene motivo de preocupación; sin embargo, los parásitos están por todos lados esperando la oportunidad de encontrar un anfitrión desprevenido. Siempre se ha alertado del peligro que supone beber de lagos y arroyos, pues el agua de las zonas rurales suele estar contaminada con parásitos.

Bert Thomas, un geólogo de cuarenta y cinco años, era un amante de la naturaleza y un deportista excelente muy aficionado al senderismo, a la escalada en roca y a montar en bicicleta por la montaña. En la primavera de 1994 llevó a sus tres hijos a un espacio natural en Wyoming. Siempre consciente de los peligros que implica beber agua en el campo por más limpia y cristalina que parezca, se aseguró de hervir o filtrar cada una de las gotas que bebían.

Al regresar a casa comenzó a sufrir frecuentes accesos de diarrea y a experimentar un cansancio creciente. Día tras día perdía más energía hasta que pronto se vio obligado a dejar de practicar los deportes al aire libre que formaban parte de su vida. Empezó a perder peso, a sufrir mareos y a tener dificultades respiratorias. Los médicos no conseguían encontrar la causa de sus problemas. Como todos estos trastornos habían comenzado a manifestarse después del viaje a Wyoming, se le practicó un análisis de materia fecal para constatar si tenía parásitos, pero los resultados fueron negativos. Durante los meses siguientes lo sometieron a un tratamiento para curar una posible úlcera, y le hicieron análisis de sangre, radiografías y exploraciones abdominales para encontrar la causa de la enfermedad. Sin embargo, los síntomas no hacían más que empeorar. Bert empezó a experimentar palpitaciones cardíacas y desmayos, y fue hospitalizado. Finalmente, los médicos detectaron que tenía una arritmia cardíaca grave y consideraron que era el presunto motivo de sus desmayos y mareos. Se le prescribió una medicación para controlar la arritmia, pero tuvo que abandonar el tratamiento al cabo de poco tiempo porque tenía muchos efectos secundarios. A pesar de que las muestras de heces habían resultado negativas, el médico le recetó un medicamento para tratar una posible giardiasis, porque no había mucho más que hacer.

La diarrea desapareció por completo y Bert recuperó gran parte de su energía. Como descubrió más tarde, las pruebas para detectar parásitos suelen dar resultados erróneos con bastante frecuencia. Una lectura negativa no necesariamente significa ausencia de parásitos.

Las palpitaciones cardíacas y los mareos persistieron e incluso parecieron agravarse cuando intentó retomar el ejercicio físico. Consultó con otro médico, un especialista en enfermedades intestinales, que identificó de inmediato sus síntomas y le diagnosticó una giardiasis. Se realizó un nuevo análisis de materia fecal para constatar que se había erradicado completamente la giardia. Y el resultado reveló que, efectivamente, la infección había remitido.

Los parásitos habían sido eliminados, no así el daño que habían producido. Las pruebas de permeabilidad intestinal revelaron que Bert tenía problemas para absorber los nutrientes y presentaba una deficiencia de minerales. Le recetaron un suplemento multivitamínico y de minerales. Al cabo de un mes sus palpitaciones cardíacas y sus mareos se habían reducido en un 90% y Bert consiguió volver a practicar sus deportes favoritos. Tuvo que tomar grandes dosis de suplementos durante nueve meses para que su cuerpo se recuperara completamente de los daños causados por la giardiasis.

Los médicos asumieron que Bert se había infectado con giardia durante su estancia en el paraje natural de Wyoming a pesar de sus precauciones, pero no podían estar totalmente seguros. El agua del grifo puede ser también una fuente de contaminación. Los procedimientos utilizados en el tratamiento de las aguas no eliminan todos los contaminantes ni parásitos. Los organismos unicelulares como el *cryptosporidium* y la giardia suelen sobrevivir a los tratamientos de purificación de aguas sin sufrir ningún daño. Al estar protegidos por una capa externa resistente, el cloro añadido al suministro de agua municipal para destruir los gérmenes tiene muy poco efecto sobre ellos. Debido a su pequeño tamaño, se necesitan filtros de malla muy fina para atraparlos y resulta imposible eliminarlos completamente del agua potable. Las normativas referentes al agua potable se han concebido para reducir la contaminación parasitaria, pero no necesariamente para eliminarla. Es preciso controlar constantemente el suministro de agua para detectar si los niveles superan los límites aceptables; aun así existe un riesgo potencial de que se produzcan infecciones por giardia. Las personas más vulnerables son las que tienen un sistema inmunológico débil, incapaz de desarrollar una defensa eficaz contra estos organismos. Esto sucede primordialmente en personas mayores y niños, y en individuos afectados por otras enfermedades autoinmunes como el sida.

La giardia y el *cryptosporidium* habitan normalmente en el tracto digestivo de muchos mamíferos. El suministro de agua de consumo público se puede infectar con estos organismos cuando está contaminado por aguas residuales o desechos animales. Aunque no oigas hablar de ellos, los brotes se producen constantemente, en particular en ciudades pequeñas y ocasionalmente en las grandes áreas metropolitanas. En 1998 el Departamento de Salud australiano aconsejó a los tres millones de residentes de Sidney que no bebieran agua del grifo porque se había detectado una gran concentración de giardia y *cryptosporidium* en el abastecimiento de agua de la ciudad. En este caso, la mayoría de las personas evitó la infección porque fueron advertidas en el momento oportuno.

Las empresas abastececoras de agua de cualquier ciudad suelen enfrentarse con muchas dificultades derivadas del agua contaminada y muchas veces se niegan a admitir la existencia del problema hasta que ya es demasiado tarde. Aparentemente, eso fue lo que sucedió en Milwaukee, Wisconsin, en 1993. Un fallo en el saneamiento de aguas de la ciudad permitió que el *cryptosporidium* contaminara el agua potable de toda la localidad durante una semana. Como resultado, 100 personas fallecieron y 400.000 sufrieron calambres estomacales, diarrea y fiebre, todos ellos síntomas características de los parásitos. Recientemente se han producido diversos brotes en lugares como California, Colorado, Montana, Nueva York, Pensilvania y Massachusetts, por nombrar solo algunos.

Los Centros para el Control y la Prevención de Enfermedades (CDC, por sus siglas en inglés) estiman que el *cryptosporidium* está presente en el 65-97% de las aguas superficiales de todo el país (ríos, lagos y arroyos). La giardia representa un problema todavía mayor. Se halla habitualmente en los sistemas de agua pretratada que utilizan millones de personas y ya ha causado epidemias en varias ciudades pequeñas.

La giardiasis se encuentra entre las veinte principales enfermedades infecciosas que causan la mayor morbidez en África, Asia y Latinoamérica. Los CDC estiman que dos millones de estadounidenses contraen giardiasis cada año.[18]

La giardia puede vivir en una gran variedad de masas de agua: arroyos, estanques, charcos, agua del grifo y piscinas. No es necesario beber agua contaminada para enfermar porque la infección se propaga por contacto con una fuente infectada. La giardiasis se puede contagiar a través de las relaciones sexuales, por una mala higiene personal, mediante el contacto de las manos con la boca y debido a los manipuladores de alimentos que no se lavan aplicadamente las manos. Si tus manos están expuestas al agua, a animales o personas contaminadas o a heces (por ejemplo cubos de basura o pañales), puedes correr el riesgo de contagiarte. Es posible introducir este organismo en nuestro hogar si nuestro calzado contiene restos de heces animales. Los veterinarios han demostrado que el 13% de los perros están infectados. Cualquier mascota puede convertirse en una fuente de infección para las personas, aunque no revele signos de haber contraído la enfermedad.

La infección puede proceder de las fuentes más insospechadas. El caso de una familia puede demostrarlo. Veinticinco personas que habían asistido a una fiesta familiar se quejaron de trastornos gastrointestinales pocos días más tarde. Todas ellas se habían infectado con giardia. Se realizó una investigación y las sospechas recayeron sobre la macedonia de frutas. Más tarde se descubrió que la manipuladora de alimentos no se había lavado correctamente las manos. Tenía un niño pequeño que aún usaba pañales y un conejo de mascota, y ambos dieron positivo en la prueba realizada para detectar la giardiasis.

Un estudio realizado hace algunos años en la Facultad de Medicina de la Universidad Johns Hopkins demostró la presencia de giardia en el 20% de los análisis de sangre elegidos al azar entre los pacientes hospitalizados. Esto significaba que al menos el 20% de estos pacientes se habían infectado con giardia en algún momento de su vida y habían desarrollado una respuesta inmune contra el parásito.

La giardia abunda en las guarderías. Un estudio realizado en 1983 reveló que el 46% de las personas afectadas estaban en contacto con guarderías o niños que utilizaban pañales. Se estimó que este microorganismo estaba presente en el 20-30% de los trabajadores de estos centros.[19] En un estudio realizado con 236 niños que asistían a guarderías en Denver, Colorado, se descubrió que 38 de ellos (16%) estaban infectados.[20]

Los síntomas de la infección son similares a los de la gripe y no es infrecuente que los diagnósticos sean erróneos.

Cuando nos encontramos mal no solemos pensar en la posibilidad de tener parásitos. Me pregunto en cuántas ocasiones en las que se habla de un brote de gripe, la causa real del malestar es la presencia de parásitos en el suministro de agua. Los síntomas son variables. En los casos más agudos son más graves y pueden incluir cualquiera de los que se mencionan en la siguiente lista por orden de importancia:

- Diarrea
- Sensación de malestar
- Debilidad
- Calambres abdominales
- Pérdida de peso
- Heces grasientas y malolientes
- Náuseas
- Jaquecas
- Anorexia
- Hinchazón abdominal
- Flatulencias
- Estreñimiento
- Vómitos
- Fiebre

Sin tratamiento, la infección puede persistir durante semanas o incluso meses. Hay quien sufre una fase más crónica que puede durar varios meses. Los casos crónicos se caracterizan por heces sueltas y gases abdominales junto con calambres, depresión, fatiga y pérdida de peso. Algunas personas pueden tener determinados síntomas que otras no experimentan y, finalmente, hay casos en los que la infección es asintomática.

La giardiasis se puede confundir con otras enfermedades, entre ellas la gripe, el colon irritable, las alergias y la fatiga crónica. Muchas personas reciben diagnósticos errados y son tratadas como si padecieron estas otras enfermedades, sin encontrar ningún alivio para su mal.

Incluso en los casos en los que el diagnóstico ha sido acertado y se ha recetado un tratamiento para la infección por giardia, esta puede dañar el revestimiento intestinal, causando problemas crónicos de salud que persisten durante años una vez que el parásito ha desaparecido. Un ejemplo son las alergias alimentarias, incluyendo la intolerancia a la lactosa (leche). Los tejidos intestinales resultan dañados y se tornan permeables, lo que se conoce como «síndrome del intestino que gotea». Las toxinas, las bacterias y los alimentos que no han sido completamente digeridos pasan al flujo sanguíneo a través de las paredes intestinales, iniciando una respuesta inmune. El resultado se traduce en síntomas de congestión nasal, jaquecas, diversos dolores inespecíficos, hinchazón e inflamación, todos ellos síntomas típicos de alergia.

La pérdida de la integridad intestinal puede dar lugar a un trastorno gastrointestinal conocido como síndrome del colon irritable. El doctor Leo Galland, experto en enfermedades gastrointestinales, ha demostrado que la mitad de un grupo de 200 pacientes que sufrían diarrea crónica, estreñimiento, dolor abdominal y gases intestinales estaban infectados con giardia. La mayoría de estos pacientes habían recibido el diagnóstico de colon irritable. Galland destaca que las infecciones producidas por parásitos son muy comunes entre pacientes con síntomas gastrointestinales crónicos y, por otra parte, que se ha diagnosticado el síndrome del colon irritable a muchas personas sin haberles practicado un examen meticuloso.

Otra consecuencia de los trastornos intestinales es la fatiga derivada de una absorción deficiente de nutrientes importantes. En caso de persistir esta condición, puede dar lugar al síndrome de fatiga crónica. Una infección por giardia puede afectar intensamente al sistema inmunológico, causando fatiga. Una vez más, estos casos a menudo reciben diagnósticos equivocados. Por ejemplo, una epidemia de giardia en Placerville, California, fue misteriosamente seguida por una epidemia del síndrome de fatiga crónica. En 1991 el doctor Galland y sus colegas publicaron un estudio realizado con 96 pacientes que sufrían fatiga crónica y demostraron una infección activa por giardia en el 46% de los casos. En otro estudio realizado con 218 pacientes que también se quejaban principalmente de fatiga crónica, el doctor Galland descubrió que 61 estaban infectados con giardia.[21] Su conclusión es que la giardia puede ser una causa importante del síndrome de fatiga crónica.

El aceite de coco puede proporcionar una defensa eficaz contra muchos parásitos problemáticos, entre ellos la giardia. Igual que los hongos y las bacterias, este microorganismo no puede hacer frente a los AGCM. Las investigaciones han confirmado la eficacia de estos ácidos grasos para destruir la giardia y, posiblemente, también otros protozoos.[22-24] El consumo diario de aceite de coco y otros productos derivados de este fruto puede ayudarte a destruir la giardia antes de que se establezca en tu organismo. Al hacerlo también eliminarás la posibilidad de desarrollar alergias alimentarias, fatiga crónica y otros síntomas asociados. Si ya padeces alguna de estas afecciones, el aceite de coco usado generosamente en las comidas puede ser un buen recurso para aliviar sus síntomas. Como los tejidos absorben rápidamente los AGCM y los convierten en energía, parece lógico que puedan proporcionar grandes beneficios a las personas que sufren de fatiga crónica. Los platos preparados con aceite de coco, y también el coco fresco, son extraordinarios potenciadores de energía.

El coco también sirve para eliminar las lombrices intestinales. En la India se ha utilizado para destruir la tenia. Un estudio informó que un tratamiento inicial a base de coco seco seguido por la administración de sulfato de magnesio (un laxante) había causado la expulsión del 90% de los parásitos al cabo de doce horas.[25] Los autores de algunos libros sobre mascotas que habían obtenido buenos resultados con el coco recomendaron alimentar a los animales con coco molido como medio para expulsar los parásitos intestinales. En la India existe la costumbre de frotar el cuero cabelludo con aceite de coco para eliminar los piojos.

La tenia, los piojos, la cándida, las bacterias, los virus y todo tipo de gérmenes se pueden eliminar con el aceite de coco o, al menos, mantener bajo control. El aceite de coco parece ser uno de los mejores remedios naturales que puedes utilizar para combatir las infecciones y los trastornos intestinales.

UN ESCUDO PROTECTOR CONTRA LAS ENFERMEDADES

Las enfermedades tropicales como la malaria y la fiebre amarilla han asolado a la humanidad durante siglos. A lo largo de la historia, las personas originarias de climas moderados que se establecían en selvas tropicales, o las visitaban, solían contraer estas enfermedades. Incluso hoy en día hay que tener mucha precaución cuando se viaja a estas regiones.

Lo curioso es que los habitantes de estas zonas no sucumben a estas enfermedades. Los investigadores no han descubierto ninguna razón genética. Los nativos que retornan a su lugar de origen después de vivir durante muchos años en otros países o regiones a menudo resultan tan vulnerables a este tipo de enfermedades como cualquier extranjero.

Creo que las personas nativas están protegidas por el tipo de alimentos que consumen, en particular los cocos. Estos frutos abundan en los climas tropicales y son una fuente alimenticia muy valiosa para los habitantes locales. Parece como si el coco hubiera sido colocado deliberadamente allí no solo para servir como alimento sino también para proteger a las personas de las enfermedades. En sus estudios sobre los nativos africanos, el doctor Weston A. Price advirtió que los individuos que consumían los alimentos tradicionales no padecían enfermedades derivadas de las picaduras de insectos, como la malaria. Los climas tropicales son un caldo de cultivo para todo tipo de organismos nocivos; sin embargo, los pueblos indígenas han residido en estos lugares durante generaciones sin experimentar ningún problema. Las personas que tienen dificultades para sobrevivir en estas zonas son las que proceden de otros climas y que, prácticamente, no consumen cocos ni otras plantas autóctonas.

Los naturópatas han observado durante años que en las regiones donde se desarrollan determinado tipo de enfermedades crecen plantas que pueden curarlas. Por este motivo, cada cultura que existe en el mundo tiene una medicina tradicional basada en el uso de plantas locales. Hasta cierto punto, los pueblos que habitan en las regiones tropicales donde crecen los cocos están protegidos de la malaria y la fiebre amarilla, y también de otras afecciones causadas por organismos infecciosos comunes. Los habitantes de Panamá han descubierto la importancia del coco para conservar la salud. Cuando perciben la inminencia de una enfermedad, incrementan su consumo, en especial de su leche y su aceite. Los africanos de las regiones tropicales beben aceite de palmiste cuando se encuentran enfermos.

Antes de la Segunda Guerra Mundial, contratistas estadounidenses viajaron a Panamá para construir pistas de aterrizaje, bases submarinas y cuarteles para los militares. La mano de obra estaba formada por trabajadores de la ciudad y por nativos de las selvas de América Central y del Caribe. El coco era un alimento muy importante para estos nativos. En 1940, muchos de ellos todavía vivían relativamente aislados del resto del mundo. Muchos ni siquiera hablaban español ni inglés. Con el paso de los años se observó que los indígenas eran más resistentes a las enfermedades y trabajaban más duramente, razón por la cual los contratistas se inclinaron por la mano de obra local. Uno de ellos, William Bockus, comentó: «Había dos diferencias sorprendentes entre estos nativos y el resto de los trabajadores. Nunca enfermaban y eran delgados y esbeltos. Trabajaban ininterrumpidamente durante todo el día en los pantanos, llenos de lodo y bajo la lluvia sin proferir la menor queja. Créase o no, los capataces tenían que ordenarles que se tomaran un descanso. Nunca se perdían ni un solo día de trabajo».[26] Esto es muy diferente a lo que había sucedido algunos años antes, cuando la malaria y la fiebre amarilla asolaron a los trabajadores franceses y estadounidenses que construyeron el canal de Panamá.

En mi opinión, el coco es uno de los mejores alimentos que ha creado Dios y puede protegerte de un sinnúmero de enfermedades infecciosas si lo consumes asiduamente en la dieta. El consumo de cocos y de su aceite puede ser una medida de protección contra una amplia variedad de microorganismos que causan enfermedades.

Quizás el aceite de coco no sea capaz de curar completamente todas las enfermedades, pero es muy efectivo para prevenirlas, para aliviar la sobrecarga del sistema inmunológico y para favorecer las defensas del cuerpo. Una persona que conozca los beneficios que el coco reporta a la salud pero aun así no lo utiliza es como alguien que salta de un avión y no abre su paracaídas. Tienes un paracaídas que puede protegerte de muchas enfermedades desagradables: sería una tontería que no lo aprovecharas.

– 5 –

Consume grasas y pierde peso

La población mundial está creciendo —en la cintura—. El número de personas que tienen sobrepeso es mucho mayor que el de las últimas décadas y, en particular, de los últimos diez años. De acuerdo con los CDC, durante la pasada década la cantidad de personas obesas en Estados Unidos se ha disparado desde el 12% hasta el 17,9% de la población total. En este país el 55% de la población tiene sobrepeso y uno de cada cuatro adultos se considera obeso. El 25% de los adolescentes también tienen sobrepeso. Hasta los más pequeños son cada vez más gordos. El número de niños con problemas de exceso de peso se ha duplicado en los últimos treinta años. En el Reino Unido, Australia y muchos otros países ricos las cifras (y las medidas de la cintura) son similares.

Una persona se considera obesa cuando su peso alcanza o excede el 20% del peso máximo esperado. Durante la última década la obesidad aumentó un 70% entre la población de dieciocho a veintinueve años. Para los que tienen entre treinta y treinta y nueve años de edad, el incremento fue del 50%. También el resto de los grupos de edad experimentaron un aumento sustancial del peso corporal.

Los problemas médicos pueden convertir la batalla contra la obesidad en una verdadera guerra. El exceso de peso puede aumentar el riesgo de enfermedades asociadas a la vesícula biliar, pero también de osteoartritis, diabetes, enfermedades cardiovasculares y muerte prematura. Si tienes sobrepeso, lo mejor que podrías hacer por ti mismo es perder algunos kilos.

Si eres como la mayoría de las personas, habrás notado un aumento gradual de tu cintura con el paso de los años. Nos sucede a casi todos. Yo no soy una excepción porque en los últimos años he engordado diez kilos. Nunca me he considerado gordo, sino solo un poco regordete por aquí y por allí.

Durante muchos años intenté perder varios kilos con la firme convicción de que sería capaz de conseguirlo. Por ello, decidí conservar varios de mis pantalones favoritos que me quedaban pequeños, esperando el día en que podría volver a usarlos.

Bueno, lo intenté. Reduje mi ingesta de grasas y la cantidad de alimentos y estaba constantemente hambriento. Lo único que me aportó la dieta para adelgazar fue hacerme sentir fatal. Mi estómago se quejaba sin parar y me sentía deprimido. Finalmente, renuncié a la dieta diciéndome que todo aquello no merecía la pena. Me convencí de que nunca perdería peso de forma permanente, de modo que abandoné el régimen para adelgazar y regalé toda la ropa que ya no me servía.

Yo creía que comía saludablemente. Mis comidas estaban bien equilibradas con diferentes grupos de alimentos. Evitaba la grasa saturada y utilizaba los aceites llamados «sanos», como la margarina y los aceites vegetales líquidos, para preparar todos mis platos. Sin embargo, a medida que aprendí más cosas sobre la dieta, la salud y el aceite de coco, advertí que me estaba alimentando con aceites que no eran sanos. Y reemplacé los aceites vegetales procesados por el aceite de coco. Comencé a utilizar mantequilla en vez de margarina. Moderé el consumo de dulces y aumenté el de fibra. Y lo hice simplemente porque pensaba que era más sano. No reduje la cantidad de alimentos que consumía, y como tomaba más grasas (las que me aportaba el aceite de coco), es muy probable que ingiriera más calorías que antes.

Entonces sucedió algo curioso e inesperado que no advertí hasta algunos meses más tarde. Los pantalones empezaron a quedarme grandes y tuve que apretarme más el cinturón. No me había pesado durante bastante tiempo y cuando lo hice descubrí que había perdido casi diez kilos. Y me arrepentí enormemente de haberme deshecho de mis pantalones favoritos.

Desde entonces sigo alimentándome del mismo modo y sin privarme de nada. Ingiero alimentos preparados con grasa y tomo postres que contienen grasas. Pero la grasa que consumo procede casi exclusivamente del aceite de coco. Nunca he recuperado los diez kilos que adelgacé en aquella ocasión y en este momento tengo el peso ideal para mi altura y para mi estructura ósea. He encontrado una forma de alimentarme que no es una dieta para perder peso y, sin embargo, he adelgazado. Ahora tengo mejor aspecto y me encuentro mucho mejor.

PROBLEMAS DE SALUD ASOCIADOS CON LA OBESIDAD	
Hernias abdominales	Artritis
Gota	Enfermedad coronaria
Hipertensión	Problemas respiratorios
Venas varicosas	Aterosclerosis
Diabetes	Trastornos gastrointestinales
Cáncer	Irregularidades ginecológicas

Este capítulo es para todos aquellos que quieren perder peso de forma permanente sin tener que luchar con dietas para adelgazar. No es necesario ponerte a régimen para eliminar los kilos que te sobran; tienes la opción de cambiar tu alimentación por otra mejor. Tus alimentos pueden ser sabrosos y apetitosos y, sin embargo, ser sanos y ayudarte a bajar de peso.

¿POR QUÉ ENGORDAMOS?

¿Por qué engordamos? Básicamente por consumir más alimentos de los que el cuerpo precisa. Los alimentos que consumimos se convierten en la energía necesaria para las funciones metabólicas y la actividad física. Todo exceso de energía se transforma en grasa y se almacena en las células grasas para producir celulitis en las piernas y michelines en el vientre y las caderas. De modo que cuanto más comemos, más engordamos.

La energía que obtenemos de los alimentos se mide en calorías. Todos necesitamos una determinada cantidad de calorías para mantener en funcionamiento los procesos metabólicos básicos que sustentan la vida; gracias a ellos el corazón late, los pulmones respiran, el estómago digiere los alimentos y se produce la energía necesaria para todos los procesos celulares de nuestro organismo.

La tasa metabólica basal (TMB) es la velocidad a la que el cuerpo usa o gasta las calorías para mantener sus funciones básicas. La TMB equivale a la cantidad de calorías que una persona gastaría mientras está tumbada, inactiva pero despierta. Cualquier actividad física, independientemente de lo simple que sea, requiere calorías adicionales. Al menos dos tercios de las calorías que utilizamos cada día se dedican a impulsar las funciones metabólicas básicas.

Cada uno de nosotros tiene una TMB diferente. Existen muchos factores que determinan nuestra TMB y la cantidad de calorías que nuestro cuerpo requiere y utiliza. Los jóvenes necesitan más calorías que los mayores. Los individuos muy activos físicamente utilizan más cantidad que los que son menos activos. Las personas que ayunan, pasan hambre o están a dieta porque quieren adelgazar, emplean menos calorías de lo normal. Las que tienen sobrepeso gastan menos que las que son muy musculosas o delgadas. Esto es una mala noticia para aquellos que siguen una dieta para perder peso, pues significa que deben comer aún menos para obtener los resultados deseados.

Los dos factores más influyentes para el control del peso corporal son el consumo de calorías y la actividad física. Veamos un ejemplo de cómo el consumo de alimentos afecta al peso corporal. Un hombre que pesa 75 kilos y tiene un trabajo sedentario, como puede ser alguien que trabaja con un ordenador, requiere unas 1.600 calorías diarias para mantener sus funciones metabólicas básicas y otras 800 para sus actividades físicas diarias. Necesitaría consumir un total de 2.400 (la suma de 1.600 y 800) calorías diarias para mantener su peso corporal. Si consumiera menos calorías, digamos 2.300, perdería peso porque su cuerpo necesita 2.400. Y si su cuerpo no obtiene en la dieta las 2.400 calorías que gasta, conseguirá las 100 que le faltan de la descomposición de los tejidos grasos. Por este motivo, este hombre pierde grasa y peso. Por el contrario, si consume más de 2.400 calorías al día, todas las calorías adicionales se convertirán en grasa y aumentará de peso.

Ahora consideremos un ejemplo con otro tipo de actividad física pero con el mismo consumo de calorías. Si el sujeto de nuestro ejemplo (que consume 2.400 calorías diarias) reduce su actividad física, su cuerpo gastará menos calorías. En el caso de que solo utilice 2.300, las calorías restantes se convertirán en grasa y engordará. Si, por el contrario, inicia un programa de ejercicios físicos, esta actividad aumentará sus necesidades diarias de calorías hasta aproximadamente unas 2.500 y perderá peso porque la grasa corporal (100 calorías) deberá utilizarse para cubrir sus necesidades energéticas. Este es el motivo por el cual las personas activas son generalmente más delgadas que las inactivas, y estas últimas tienden a aumentar de peso.

Si el hombre de nuestro ejemplo tuviera un trabajo con una actividad moderada, como por ejemplo un conserje, necesitaría entre 2.600 y 2.800 calorías diarias para mantener su peso corporal. Si tuviera un trabajo muy duro como el de un albañil, requeriría entre 2.800 y 3.200 calorías. Un individuo de complexión normal necesita entre 2.200 y 3.200 calorías diarias, dependiendo de la actividad física que despliegue. Las mujeres, que por lo general son más pequeñas y tienen menos masa muscular que los hombres, necesitan menos calorías (entre 2.000 y 2.800).

¿ADELGAZAR RÁPIDAMENTE?

Seguramente habrás visto cientos de anuncios del tipo: «Perdí 25 kilos en cuatro semanas» o «Perdí dos tallas en un mes». Un sinfín de dietas afirma que puedes adelgazar «muy rápidamente». ¿Es realmente posible? Vamos a analizar los hechos.

En medio kilo de grasa corporal se almacenan alrededor de 3.500 calorías. Para deshacerte de ella tendrás que ingerir 3.500 calorías menos. Como media, una reducción de 500 calorías diarias (3.500 a la semana) conlleva una pérdida de peso de medio kilo por semana. Ingerir 1.000 calorías menos al día equivale a perder un kilo por semana.[1] Para eliminar 1.000 calorías diarias, una persona de complexión normal necesitaría reducir su ingesta de alimentos aproximadamente a la mitad. ¡Y eso es mucho! Esto quiere decir que la pérdida real de grasa requiere tiempo. ¡No puedes perder veinticinco kilos de grasa en cuatro semanas! Es imposible, a menos que seas muy obeso y no consumas nada más que agua. Lo más realista para ese periodo de tiempo es perder entre tres y seis kilos.

Muchas personas se opondrán a lo que acabo de afirmar, asegurando que han perdido cinco kilos en dos semanas o en muy poco tiempo. La pérdida de peso es engañosa. Un kilogramo no necesariamente indica una reducción de la grasa corporal. Los cambios rápidos de peso no tienen que ver con la grasa; principalmente se deben a una pérdida de agua. Presta atención a los números. Como media, necesitamos unas 2.500 calorías diarias para mantener nuestro peso actual, independientemente de que nos sobren kilos o que nuestro peso sea inferior al que nos corresponde. Esa es la cantidad que se necesita para mantener el peso corporal. Se requieren dos tercios de dicha cantidad o, lo que es lo mismo, 1.667 calorías, simplemente para impulsar los procesos metabólicos básicos. Las 833 calorías restantes se utilizan para las actividades diarias. Una reducción de 1.000 calorías al día es bastante drástica y se acerca mucho a la inanición, porque no obtendrías suficientes calorías para cubrir las funciones metabólicas básicas, y menos aún las actividades diarias. Esta considerable reducción de calorías también obligaría a reducir de forma sustancial la cantidad de alimentos que consumes cada día, aunque elijas los que son bajos en calorías. Y con esta dieta perderías únicamente un kilogramo de grasa a la semana, y estarías constantemente hambriento y cansado debido a la falta de energía. Es probable que sean ciertos los anuncios que nos muestran a alguien que ha perdido cinco kilos en una semana, veinte en un mes o cualquier otra cifra increíble gracias a una dieta en particular; no obstante, es necesario aclarar que dicha persona no ha perdido grasa sino masa muscular y agua. Con el paso del tiempo, el organismo recuperará el agua y se producirá un aumento de peso. Si el agua no se restituye, pueden surgir problemas de salud muy graves causados por una deshidratación crónica.

Para perder grasa y adelgazar de manera sana y permanente, debes hacerlo muy lentamente. La mejor forma de perder peso es introducir pequeños cambios en los tipos de alimentos que consumes y aumentar tu nivel de actividad física, además de dejar de preocuparte contando calorías o compadeciéndote de ti mismo. Eres capaz de conseguirlo. Y como te demostraré, adelgazarás más fácilmente si añades aceite de coco a tu dieta.

Un problema muy gordo

Algunos alimentos proporcionan más calorías que otros; no obstante, comer en exceso cualquier tipo de alimentos equivale a añadir gramos adicionales a nuestra cintura. Hay tres nutrientes que nos ofrecen energía o calorías: las grasas, las proteínas y los carbohidratos. Cada gramo de proteína que ingerimos, independientemente de si procede de la carne o del trigo, significa 4 calorías para nuestro cuerpo. Los carbohidratos, la principal fuente energética presente en hortalizas, frutas y cereales, también aportan 4 calorías por gramo. La grasa, sin embargo, suministra más del doble de esa cantidad, es decir, 9 calorías por gramo. Necesitarías consumir más del doble de proteínas o carbohidratos para obtener la misma cantidad de calorías que consigues con las grasas.

Reducir la cantidad de grasa en la dieta es una forma lógica de disminuir el consumo total de calorías y perder los kilos que nos sobran. No obstante, muy pocas personas pueden llevar una dieta baja en grasas o completamente libre de ellas durante mucho tiempo. Las grasas confieren mejor sabor a los alimentos y son necesarias en la preparación de muchos platos. Las estadísticas demuestran que prácticamente todas las personas que se apuntan a dietas de bajo contenido en grasa para perder peso vuelven a recuperarlo después de un par de años, y con frecuencia su peso corporal llega a ser aún mayor. Se requiere una enorme fuerza de voluntad para eliminar la grasa de la dieta y también un compromiso de por vida para conseguir los resultados deseados. La mayoría de nosotros no estamos dispuestos a suprimir la grasa de nuestra dieta el resto de nuestra vida.

Por otra parte, las grasas son componentes muy importantes de los alimentos, sin los cuales sufriríamos deficiencias nutricionales. Mediante el consumo de grasas en la dieta obtenemos las vitaminas solubles en grasa (A, D, E, K y betacaroteno). Los investigadores están demostrando que estos nutrientes nos protegen de una infinidad de males, entre los que se encuentran el cáncer y las enfermedades cardiovasculares. Necesitamos las grasas para absorber y asimilar los nutrientes. Una dieta pobre en grasas puede dar lugar a deficiencias nutricionales y aumentar el riesgo de padecer varias enfermedades degenerativas.

Algunas grasas se consideran esenciales porque nuestro cuerpo no puede fabricarlas a partir de otros nutrientes. Por esta razón, la Asociación Americana del Corazón, el Instituto Nacional del Corazón, los Pulmones y la Sangre y otras organizaciones recomiendan obtener de las grasas el 30% de nuestras calorías diarias. En comparación, estas organizaciones afirman también que las proteínas deberían aportar únicamente el 12% de nuestras calorías y que el resto debería proceder de los carbohidratos.

No TODAS LAS GRASAS SON IGUALES

Ahora nos enfrentamos con un dilema. Para decirlo sin rodeos, la grasa engorda. Cuanta más grasa ingerimos, más calorías consumimos y más difícil es perder peso. Pero si reducimos el consumo de grasa, también recortamos la ingesta de ácidos grasos esenciales y de vitaminas solubles en grasa.

¿Y qué pasaría si existiera una grasa con menos calorías que las demás, cuya contribución al aumento de peso no fuera mayor que la de las proteínas o los carbohidratos y, además, promoviera la buena salud? ¿Te interesaría conocerla? ¿Te parece una quimera? Pues no lo es. De hecho, esa grasa existe y se encuentra en el aceite de coco.

La mejor decisión que puedes tomar en tu vida para eliminar el exceso de grasa corporal es sustituir las grasas que consumes actualmente por el aceite de coco. Normalmente pensamos que es mejor ingerir la menor cantidad posible de grasas, pero para ello no es necesario reducir su consumo. Lo que tienes que hacer es elegir un tipo de grasa que sea más adecuada para ti, es decir, que no contribuya a que aumentes de peso. Una forma de eliminar la grasa corporal es consumir más grasa saturada (en forma de aceite de coco) y menos grasas poliinsaturadas (aceites vegetales procesados).

Uno de los beneficios más notables del aceite de coco es que puede ayudarte a adelgazar. Sí, en efecto, existe una grasa dietética que puede contribuir a eliminar los kilos que te sobran. El aceite de coco se puede considerar, literalmente, una grasa baja en calorías.

Todas las grasas, sean saturadas o insaturadas o procedan de una vaca o del maíz, contienen el mismo número de calorías. Sin embargo, los ácidos grasos de cadena media

(AGCM) del aceite de coco son diferentes porque contienen una cantidad menor. Los ácidos grasos presentes en el aceite de coco producen menos calorías que el resto de las grasas debido a su pequeño tamaño. El aceite triglicérido de cadena media (TCM) —un derivado del aceite de coco que consiste en un 75% de ácido caprílico (C:8) y un 25% de ácido cáprico (C:10)— tiene un valor energético de solo 6,8 calorías por gramo.[2] Esta cantidad es muy inferior a las 9 calorías por gramo que proporcionan las demás grasas. El aceite de coco tiene al menos un 2,56% menos de calorías por gramo de grasa que los ácidos grasos de cadena larga (AGCL).[3] Esto significa que la ingesta de calorías es inferior cuando se utiliza el aceite de coco en vez de otros aceites vegetales.

Pero esta ligera reducción de calorías no es más que un aspecto de la situación. La cantidad de calorías que nos aporta el aceite de coco se acerca más a la de los carbohidratos porque se digiere y procesa de una manera diferente que otras grasas.

EL ACEITE DE COCO PRODUCE ENERGÍA Y NO GRASAS

Cuando las personas se ponen a dieta para perder peso, se abstienen de aquellos alimentos que contienen mayor cantidad de grasa o restringen su consumo. ¿Por qué hay que tener un cuidado especial con la grasa? En principio porque es rica en calorías, aunque también existe otra razón. Por el modo en que nuestro cuerpo la digiere y utiliza, es la que más contribuye a la formación de grasa corporal. Literalmente, la grasa que consumimos es la grasa que llevamos puesta.

Cuando ingerimos grasa, esta se descompone en ácidos grasos individuales que se reúnen en pequeños cúmulos de grasa y proteína llamados lipoproteínas. Estas lipoproteínas pasan al flujo sanguíneo y los ácidos grasos se depositan directamente en nuestras células grasas. Otros nutrientes como los carbohidratos y las proteínas se descomponen y se utilizan de inmediato para producir energía o fabricar tejidos. Sin embargo, cuando comemos sin moderación, el exceso de carbohidratos y proteínas se convierte en grasa. Si nos limitamos a consumir una cantidad de alimentos suficiente para satisfacer nuestras necesidades energéticas, la grasa de los alimentos pasa a nuestras células. Luego, entre comidas, cuando la actividad física supera a nuestras reservas, esa grasa es convertida en combustible.

Los AGCM se digieren y utilizan de una forma diferente. No se convierten en lipoproteínas y no circulan por el torrente sanguíneo como las demás grasas, sino que se envían directamente al hígado, donde se transforman de inmediato en energía, igual que los carbohidratos. De manera que cuando consumes aceite de coco, tu cuerpo lo utiliza de forma inmediata para producir energía en vez de almacenarlo como grasa corporal. Como consecuencia, puedes consumir una cantidad mucho mayor de aceite de coco que de cualquier otro aceite antes de que el exceso se convierta en grasa. Numerosos estudios sobre la dieta realizados con animales y personas han documentado detalladamente que el hecho de sustituir los AGCL por AGCM contribuye a perder peso corporal y reduce los depósitos de grasa.[4-10]

Gracias a estos estudios se ha verificado científicamente que el contenido efectivo de calorías de las comidas es inferior cuando las fuentes tradicionales de grasa dietética (compuestas esencialmente por AGCL) se reemplazan por

AGCM. Estos últimos pueden ser muy útiles para controlar el aumento de peso y los depósitos de grasa. La forma más simple, y también la mejor, de sustituir los AGCL por AGCM es preparar tus alimentos con aceite de coco.

LA MONTAÑA RUSA METABÓLICA

¿Acaso no aborreces a esas personas que están hechas un palillo y, sin embargo, comen como caballos? Están llenas de vitalidad y dinamismo, se atiborran de todo tipo de alimentos que engordan y nunca aumentan ni un solo kilo. Tú, por el contrario, comes un tallo de apio y engordas cinco kilos. ¿Por qué? La respuesta es el metabolismo. Tu TMB es más lenta que la suya. Realizando la misma cantidad de actividad física que tú, esas personas queman más calorías, pueden comer mucho más que tú y pesar mucho menos. ¿No sería maravilloso poder aumentar tu tasa metabólica?

La mejor forma de acelerar el metabolismo es hacer ejercicio. Tu metabolismo reacciona en cuanto empiezas a hacerlo de manera asidua. El ejercicio físico aumenta el metabolismo basal, que permanece elevado incluso cuando no lo practicas. Un cuerpo que está en buena forma física quema más calorías que otro que no lo está, porque los tejidos corporales magros queman más calorías que los tejidos grasos. Esto significa que una persona en buena forma física gasta más calorías. Por este motivo uno puede comer como un gorila y estar tan delgado como un pajarillo, mientras que otro puede comer como un pajarillo y seguir aumentando de peso.

La cantidad de alimentos que consumimos también afecta a nuestro metabolismo. En cuanto empezamos a comer menos, nuestro cuerpo recibe la señal de que habrá menos alimento disponible y, como medida de autoconservación, nuestra TMB disminuye con el fin de conservar energía. El problema es que cuando empezamos a hacer régimen para adelgazar y recortamos el consumo diario de calorías para ponernos a dieta, el cuerpo siente que está pasando hambre y reduce la velocidad de nuestra tasa metabólica. Un metabolismo más lento también significa que nuestro cuerpo produce menos energía y, por lo tanto, nos cansamos con mayor facilidad.

Las dietas nos hacen sentir constantemente hambrientos y cansados porque nuestra TMB se reduce con el fin de adaptarse a la menor ingesta de calorías. De manera que para notar una pérdida significativa de peso debes comer incluso menos cantidad de alimentos (literalmente, pasar hambre) con el fin de consumir menos calorías de las que tu cuerpo necesita realmente para las actividades diarias. Si tienes exceso de peso y comes solo lo suficiente como para disponer de la cantidad de calorías que utilizas cada día, conseguirás mantener tu peso pero no perderás ni un kilo. Para bajar de peso, como ya he dicho, tendrás que pasar hambre o aumentar significativamente tu actividad física. El ejercicio es ventajoso porque o bien mantiene tu TMB a niveles normales o la aumenta para que tu cuerpo queme más calorías. Si combinas el ejercicio con la dieta, conseguirás mejores resultados porque reducirás la ingesta de calorías pero, además, aumentarás tu uso diario de las calorías y también tu TMB.

HACER DIETA ENGORDA

En cierta ocasión alguien dijo: «En los últimos años he perdido cien kilos. Si me los hubiera quitado todos de encima definitivamente, ahora pesaría diez kilos». Muchas personas se identificarán con esta afirmación. La dieta no ha sido de gran ayuda; de hecho, ¡la dieta puede hacer que engordes! ¿Cómo puede ser? Después de pasar hambre durante un determinado periodo de tiempo para deshacerte de los kilos que te sobran, empiezas a ser más permisivo contigo mismo. La mayoría de las personas experimentan intensas sensaciones de hambre y reaccionan comiendo la misma cantidad de alimentos que ingerían antes de iniciar la dieta y, en algunos casos, incluso más. Gracias a la dieta quizás hayas perdido cinco o seis kilos durante la primera semana, gran parte de los cuales era agua. Y cuando das por terminada la dieta, la ansiedad por comer te lleva a consumir cantidades mayores de alimentos, e incluso a atiborrarte de ellos. El problema es que ahora las calorías se acumulan mucho más que antes. ¿Por qué? Porque tu TMB ha disminuido. Una comida de 800 calorías tendrá el mismo efecto que una de 1.000. ¿Y cuál es el resultado? Vuelves a recuperar todo el peso que has perdido y además engordas aún un poco más. Cuando llega el momento en que tu TMB se pone el día, tú ya tienes sobrepeso otra vez. En esta ocasión pesas más que nunca. Con una tasa metabólica inferior, cada vez quemas menos calorías y resulta más difícil perder peso. Y cuando comiences a comer de nuevo normalmente, es mucho más probable que almacenes grasas en vez de quemarlas, porque las gastas más lentamente.

Ahora, más gordo que nunca, puedes armarte de coraje para intentar ponerte a dieta una vez más. ¿Y qué sucede? Reduces nuevamente los alimentos y las calorías, y al principio, a medida que tu cuerpo pierde líquidos, obtienes buenos resultados. Más tarde llega el momento en que tu cuerpo ya ha perdido toda el agua posible y tu metabolismo empieza a disminuir. Tú te desalientas, comienzas a comer normalmente otra vez y vuelves a recuperar el peso perdido, e incluso un poco más. Lo único que consigues cada vez que te pones a dieta es aumentar de peso.

Solo las personas que prestan mucha atención a lo que comen, son perseverantes con su dieta y hacen ejercicio asiduamente pueden librarse del sobrepeso de forma permanente. Las dietas para adelgazar rápidamente no funcionan. Lo único efectivo es cambiar el estilo de vida.

Una maravilla metabólica

¿No sería maravilloso tomar una píldora que sustituyera la tasa metabólica por una más veloz? En un sentido, eso es lo que sucede cada vez que ingerimos alimentos. Los alimentos afectan a nuestra TMB. Cuando comemos, muchas de nuestras células corporales aumentan su actividad para facilitar la digestión y la asimilación. Esta estimulación de la actividad celular, conocida como termogénesis inducida por la dieta, utiliza alrededor del 10% del valor energético total del alimento. Quizás hayas observado que después de una comida sientes más calor, especialmente cuando los días son fríos. Los «motores» de tu cuerpo funcionan a una velocidad ligeramente superior y por eso producen más calor. Los diferentes tipos de alimentos causan efectos termogénicos distintos. Los que son ricos en proteínas, como la carne, aumentan la termogénesis y tienen un efecto estimulante o energético sobre el cuerpo. Esto es lo que realmente sucede siempre que no comas en exceso. Atiborrarse de comida supone un tremendo esfuerzo para el sistema digestivo, que puede drenar tu energía y hacerte sentir agotado. Esta es la razón por la cual solemos sentirnos somnolientos después de una comida abundante.

Las proteínas tienen un efecto termogénico mucho mayor que los carbohidratos, razón por la cual las personas que dejan de comer carne, o se inclinan por una dieta vegetariana, con frecuencia se quejan de falta de energía. Esta es también una de las razones por las cuales las dietas ricas en proteínas favorecen la pérdida de peso —cuando se acelera el metabolismo, se queman más calorías.

El aceite de coco puede acelerar tu metabolismo en mayor medida que las proteínas. Por decirlo de alguna manera, los AGCM aumentan la velocidad del metabolismo corporal con el propósito de quemar más calorías. Y esto ocurre cada vez que consumes AGCM. Debido a la capacidad de estos ácidos grasos para incrementar la tasa metabólica, ¡el aceite de coco es una grasa dietética que puede favorecer la pérdida de peso! Una grasa dietética que reduce el peso corporal en vez de aumentarlo parece un concepto extraño, pero esto es exactamente lo que sucede siempre que la cantidad de calorías ingeridas no exceda las necesidades reales del cuerpo. Los AGCM se absorben con facilidad, se queman rápidamente y se usan como energía para el metabolismo, aumentando así la actividad metabólica e incluso quemando los AGCL.[11] Por lo tanto, podemos decir que los ácidos grasos de cadena media no se queman únicamente para producir energía: también favorecen que el organismo queme los ácidos grasos de cadena larga.

El doctor Julian Whitaker, una reconocida autoridad en el campo de la nutrición y la salud, utiliza la siguiente analogía entre los triglicéridos de cadena larga (TCL) y los triglicéridos de cadena media (TCM): «Los TCL son como troncos húmedos muy pesados que tú echas en una pequeña hoguera. Colocas uno tras otro, y pronto tienes más troncos que fuego. Los TCM son como papel de periódico enrollado y empapado en gasolina; no solo arde rápidamente sino que también enciende los troncos húmedos».[12]

Las investigaciones respaldan el punto de vista del doctor Whitaker. En uno de estos estudios, se comparó el efecto termogénico (capacidad de quemar grasas) de una dieta rica en calorías y con un 40% de grasas en forma de AGCM con otra que tenía un 40% de grasas en forma de AGCL. El efecto termogénico de los AGCM fue casi el doble que el de los AGCL: 120 calorías frente a 66. Los investigadores concluyeron que el exceso de energía proporcionada por las grasas en forma de AGCM no se almacenaba como grasa, sino que se quemaba. Más adelante se realizó un estudio de seguimiento que demostró que ingerir AGCM durante un periodo de seis días puede aumentar la termogénesis inducida por la dieta en un 50%.[13]

En otro estudio, los investigadores compararon platos únicos de 400 calorías compuestos por AGCM o AGCL.[14] El efecto termogénico de los AGCM durante seis horas fue tres veces superior que el de los AGCL. La conclusión de los investigadores fue que sustituir los AGCM por AGCL ayuda a perder peso siempre y cuando el nivel de calorías ingeridas siga siendo el mismo.

METABOLISMO Y ENERGÍA

Consumir alimentos que contengan AGCM es como echar gasolina de 98 octanos en el depósito de tu coche.

El vehículo funciona con más suavidad y tiene mejor rendimiento por kilómetro. Del mismo modo, tu cuerpo funciona mejor con los AGCM porque tiene más energía y mayor resistencia. Como estos ácidos grasos son canalizados directamente hacia el hígado, donde se convierten en energía, el cuerpo recibe un suministro adicional. Los organelos de las células, que producen energía, absorben fácilmente los AGCM y, como consecuencia, la tasa metabólica se incrementa. Esta dosis extra de energía tiene un efecto estimulante sobre todo el organismo.

El hecho de que los AGCM se digieran de forma inmediata para producir energía y estimular el metabolismo, ha llevado a los deportistas a utilizarlos como medio de mejorar su rendimiento. Los estudios indican que, efectivamente, se puede producir este efecto. Por ejemplo, en un estudio los investigadores compararon la resistencia física de ratones cuya dieta diaria incluía AGCM con la de otros que no los consumían. El estudio se realizó durante un periodo de seis semanas. Los ratones eran sometidos a una prueba de resistencia de natación cada dos días. Se los sumergía en un estanque de agua con una corriente constante. El primer día se observó poca diferencia entre los grupos de ratones, pero a medida que el estudio progresaba los animales alimentados con AGCM comenzaron a adelantar a los del otro grupo y siguieron mejorando a lo largo de todo el periodo de ensayo.[15] Este tipo de investigaciones demuestra que los AGCM tienen la capacidad de mejorar el rendimiento físico y también la resistencia, al menos en los ratones.

Los resultados de otro estudio realizado con personas respaldan los experimentos con animales. En este ensayo

participaron ciclistas que tenían que superar algunas pruebas. En primer lugar, debían pedalear durante dos horas al
70% de su máximo rendimiento e inmediatamente después
realizaban una prueba ciclista contrarreloj de cuarenta kilómetros (que duraba una hora) mientras bebían una de estas
tres bebidas: una solución de AGCM, una bebida deportiva o
una combinación de bebida deportiva y AGCM. Los ciclistas
que bebieron los AGCM combinados con la bebida deportiva demostraron el mejor rendimiento durante esta última
prueba.[16]

Los autores del estudio determinaron que los AGCM
habían proporcionado una fuente adicional de energía a los
ciclistas, economizando las reservas de glucógeno. El glucógeno, la energía almacenada en el tejido muscular, debía
aprovecharse durante las tres horas que duraba la prueba
completa. Cuanto más glucógeno haya en los músculos de
un deportista, mayor será su resistencia. De modo que cualquier sustancia que conserve el glucógeno y, al mismo tiempo, proporcione energía resulta muy útil para la resistencia
de los deportistas. En un estudio de seguimiento realizado
para ensayar la teoría del ahorro de glucógeno, los participantes pedalearon al 60% de su máximo rendimiento durante tres horas mientras bebían una de las tres bebidas mencionadas, tal como habían hecho en el estudio anterior. Después
del ejercicio, se midieron los niveles de glucógeno en los
músculos y se descubrió que eran iguales en los tres grupos.
La conclusión fue que los AGCM no economizaban las reservas de glucógeno y, sin embargo, mejoraban el rendimiento.
Este efecto no parecía deberse a las reservas de glucógeno,
sino que había que atribuirlo a algún otro mecanismo.

¡PERDÍ NUEVE KILOS EN CUESTIÓN DE SEMANAS!

Cuando hace un año empecé a utilizar el aceite de coco, no tenía demasiadas expectativas de obtener buenos resultados. Estaba resignada a tener sobrepeso porque ninguna dieta me funcionaba. De hecho, a pesar de llevar una dieta muy saludable no dejaba de aumentar de peso con el paso de los años y las décadas. Yo utilizaba las grasas que consideraba más sanas: los aceites poliinsaturados.

Después de leer los libros de Bruce Fife sobre el aceite de coco, comencé a sustituir los aceites que empleaba habitualmente. Leía con cuidado las etiquetas para evitar los aceites vegetales hidrogenados y me sorprendió comprobar lo generalizado que es su uso. Me limité a utilizar únicamente aceite de coco para preparar mis alimentos, e incluso lo añadía al té.

Perdí casi diez kilos en cuestión de semanas y, lo que es más importante, mantuve el mismo peso durante todo el año. No engordé ni siquiera un kilo en las épocas en que me permití ser más indulgente, como por ejemplo en las vacaciones de verano y en Navidad. El aceite de coco me acompaña a cualquier sitio que vaya y ¡no puedo vivir sin mi dosis diaria! Estoy convencida de que los aceites poliinsaturados eran la causa de que aumentara de peso y que el aceite de coco me ayudó a adelgazar.

Por otra parte, ahora tengo mucha energía. Antes me costaba mucho realizar cualquier tipo de actividad pero ahora puedo estar activa durante todo el día. Otro efecto secundario positivo es que ya no tengo caspa.

SHARON MAAS

Gracias a estos estudios, y a otros similares, muchas de las bebidas deportivas y barras energéticas comercializadas en tiendas de alimentación sana contienen TCM con el fin de proporcionar un suministro rápido de energía. Los deportistas y las personas que desarrollan mucha actividad pero no quieren recurrir a los fármacos para aumentar su rendimiento han comenzado a consumirlas.

Los ácidos grasos de cadena media se incluyen frecuentemente en las bebidas deportivas y las barras energéticas en forma de triglicéridos de cadena media. En las etiquetas de los alimentos, suplementos alimenticios y fórmulas para bebés se suelen indicar con las siglas «TCM».

Aunque muchos estudios han demostrado que los AGCM mejoran la energía y el rendimiento, existen otros que no les adjudican ningún efecto (o, en todo caso, muy poco significativo), al menos cuando las mezclas de AGCM se consumen en una única dosis oral. En general, los estudios revelan que una sola dosis oral tiene una incidencia prácticamente no cuantificable. En estudios realizados con animales que consumían AGCM como parte de su dieta diaria, los resultados han sido más significativos. A partir de estas evidencias se podría decir que la mejor forma de aumentar la energía y la resistencia es consumir AGCM diariamente y no limitarse a ingerirlos antes de una competición o mientras esta se desarrolla.

Es fácil entender por qué los deportistas están interesados en potenciar su energía y resistencia. Pero ¿qué pasa con las personas que no son deportistas? Cuando se consumen de manera asidua, los AGCM pueden producir el mismo efecto, es decir, aumentar la energía y mejorar el rendimiento en las actividades cotidianas. ¿Te interesaría incrementar tu nivel de energía durante toda la jornada? Si al mediodía ya estás cansado o sientes que tu energía se está agotando, puedes añadir aceite de coco a tu dieta diaria para que te ayude a seguir activo el resto del día.

La inyección de energía que obtienes del aceite de coco no tiene el mismo efecto que la que te proporciona la cafeína; es más sutil pero también más duradera. Como ya he mencionado, el metabolismo aumenta y permanece en ese estado durante al menos veinticuatro horas. A lo largo de este periodo de tiempo disfrutarás de un nivel de energía y vitalidad ligeramente superior.

Al potenciar tu tasa metabólica, podrás obtener otros beneficios importantes además de incrementar tu nivel energético; por ejemplo, protegerte de las enfermedades y acelerar su curación. Cuando aumenta el metabolismo, las células funcionan con más eficacia. Las heridas se curan más velozmente, las células viejas o enfermas se reemplazan con mayor rapidez y las células nuevas y jóvenes destinadas a sustituirlas se generan a mayor velocidad. Y también funciona mejor el sistema inmunológico.

Diversos problemas de salud como la obesidad, las enfermedades cardiovasculares y la osteoporosis son más comunes en personas que tienen un metabolismo lento. Cualquier estado de salud puede empeorar si el ritmo metabólico es más lento de lo normal, porque las células no se curan ni se reemplazan tan rápidamente. Por lo tanto, el aumento de la tasa metabólica ofrece un grado de protección mayor tanto contra las enfermedades degenerativas como contra las infecciosas.

ADELGAZAR CON ACEITE DE COCO

El aceite de coco contiene la fuente natural más concentrada de AGCM. Usarlo en lugar de otros aceites vegetales te ayudará a perder peso. En realidad, los aceites vegetales refinados favorecen el aumento de peso no solo debido a su contenido en calorías sino también por sus efectos nocivos sobre la tiroides, la glándula que controla el metabolismo. El consumo de aceites vegetales poliinsaturados deprime la actividad tiroidea, reduciendo la tasa metabólica –justamente el efecto contrario que causa el aceite de coco–. Los aceites poliinsaturados, como el de soja, contribuyen más a que se engorde que otras grasas, incluso más que la manteca de cerdo o que el sebo bovino. De acuerdo con el doctor Ray Peat, endocrinólogo especialista en hormonas, los aceites insaturados bloquean las secreciones hormonales tiroideas, su circulación en el torrente sanguíneo y la respuesta de los tejidos a estas hormonas. Cuando la secreción de las hormonas tiroideas es deficiente, la actividad metabólica se deprime.[17] Esencialmente, los aceites poliinsaturados son grasas muy concentradas que favorecen el aumento de peso más que cualquier otra. Si te propusieras adelgazar, sería incluso mejor que consumieras manteca de cerdo, pues esta no interfiere en el funcionamiento de la tiroides.

Los ganaderos no dejan de buscar formas de engordar su ganado con el fin de obtener mayores beneficios. Las grasas y los aceites utilizados como aditivos en los piensos hacen que los animales engorden rápidamente, poniéndolos a punto para el mercado. Las grasas saturadas parecen ser una buena opción para engordar el ganado, de manera que los criadores de cerdos intentaron alimentar sus animales con productos derivados del coco; sin embargo, cuando lo añadieron al pienso, ¡los cerdos adelgazaron![18]

Los ganaderos descubrieron que el alto contenido de aceite poliinsaturado del maíz y la soja podía conseguir lo que no había logrado el aceite de coco. Los animales alimentados con maíz y soja engordaron rápida y fácilmente. La efectividad de estos aceites se basa en que suprimen la función tiroidea, reduciendo la tasa metabólica del animal. La soja es particularmente nociva porque contiene goitrógenos (sustancias químicas antitiroideas).[19-20] ¡Los animales podían comer menos y, no obstante, aumentar de peso! Muchas personas se encuentran en una situación similar. Cada vez que consumimos aceites poliinsaturados, nuestra glándula tiroidea pierde su capacidad de funcionar normalmente, y una de las consecuencias es el aumento de peso.

Si quieres perder algunos kilos, lo mejor que puedes hacer es evitar estos aceites que engordan y comenzar a utilizar el de coco, la única grasa natural baja en calorías.

LA DIETA DEL COCO

Según la clínica Mayo, el 95% de las personas que hacen régimen para adelgazar vuelven a recuperar su peso al cabo de cinco años. Y, de hecho, muchos llegan a pesar mucho más que antes. Las dietas no resultan efectivas y, además, pueden empeorar la situación. Para que una dieta sea eficaz, debe ser permanente. Pero esto es imposible con las dietas para adelgazar porque las consideramos una restricción temporal de los alimentos que damos por terminada en cuanto conseguimos nuestro objetivo. Tan pronto como llegamos al peso deseado, volvemos a alimentarnos de la misma forma que antes, es decir, con el mismo tipo de alimentación que nos hizo engordar. Si quieres perder peso de manera definitiva debes introducir cambios permanentes en tu estilo de vida. Sin embargo, casi nadie está dispuesto a hacerlo. ¿Qué persona en su sano juicio podría querer hacer régimen para adelgazar durante toda la vida? Son dietas demasiado restrictivas y algunas de ellas ni siquiera son sanas.

Hay una forma de perder peso de manera categórica sin tener que privarnos de nuestros alimentos favoritos y sin preocuparnos por contar calorías ni pesar alimentos. A falta de un nombre mejor, la denomino «la dieta del coco» porque se basa fundamentalmente en este fruto y se apoya en el hecho de que el aceite de coco es una grasa baja en calorías que favorece la pérdida de peso.

La dieta del coco es muy simple. Su característica más importante y singular es que sus ingredientes básicos son el aceite de coco y otros productos derivados de este fruto. La mayoría de las personas no están habituadas a consumir coco, de modo que al principio pueden considerarlo una dificultad; pero no lo es. Puedes añadir productos derivados del coco a tu alimentación habitual sin advertir un cambio notorio.

Lo más importante es reemplazar todos los aceites vegetales refinados que utilizas para preparar tus comidas por aceite de coco. Además, debes eliminar la margarina, la manteca y demás grasas hidrogenadas de tu dieta. Puedes utilizar aceite de oliva y mantequilla aunque es preferible que emplees aceite de coco siempre que sea posible. Al final del libro incluyo algunas recetas para iniciarte en el uso de este aceite.

En segundo lugar, debes usar otros productos derivados del coco con la mayor frecuencia posible. Encuentra la forma de consumir coco fresco y seco, así como también leche de coco. La mejor guía que puedes consultar para conocer recetas que incluyan estos productos es *Coconut Lover's Cookbook* (El libro de cocina para los amantes del coco). La leche de coco es un producto maravilloso y se puede utilizar para preparar una gran variedad de platos. Es un buen sustituto para la leche de vaca y la nata en la mayoría de las recetas y confiere a las comidas un excelente sabor. Entre los platos que preparo con leche de coco están batidos de frutas, crepes de coco, crema de almejas y una salsa cremosa de pollo, por nombrar solo unos pocos ejemplos. La dieta puede ser un verdadero placer cuando se preparan comidas tan deliciosas como estas. Y como no hay que preocuparse por la cantidad de calorías, se puede mantener durante toda la vida sin pasar hambre.

El aceite de coco y los productos derivados de este pueden tener un efecto sorprendente sobre tu peso corporal y tu salud cuando se combinan con una dieta rica en fibra o baja en hidratos de carbono. Si quieres tener más información sobre cómo debes utilizar los productos derivados del coco para perder peso, te recomiendo que leas mi libro *Eat Fat, Look Thin: A Safe and Natural Way to Lose Weight Permanently* (Consume grasas sin aumentar de peso: una forma segura y natural de adelgazar de forma permanente). En este libro presento un régimen dietético basado en el coco que incluye varias recetas deliciosas. En el Apéndice encontrarás más información sobre este libro.

– 6 –

Piel y cabello sanos y hermosos

Durante miles de años el aceite de coco se ha utilizado para aportar lozanía y suavidad a la piel y otorgar brillo al cabello. Las mujeres polinesias son famosas por su preciosa piel y su hermosa cabellera, a pesar de estar expuestas diariamente a la constante brisa del mar y a un sol abrasador. Como crema para la piel y acondicionador para el cabello, no existe otro aceite que se pueda comparar con él.

El aceite de coco se ha utilizado durante años para hacer jabones, champús, cremas y otros productos para el cuidado corporal porque tiene una textura cremosa natural, procede de una fuente vegetal y, prácticamente, no está contaminado por pesticidas ni otras sustancias químicas contaminantes. Su pequeña estructura molecular facilita la absorción del aceite, que confiere una textura suave a la piel y al cabello. Es un bálsamo ideal para tratar la piel seca y áspera y combatir las arrugas. Muchas personas lo usan como protector labial porque es sano y natural. A diferencia de otros productos para el cuidado corporal, se puede utilizar en su forma natural, sin ser adulterado con sustancias químicas y otras sustancias perniciosas. Se utiliza como crema y loción corporal desde hace muchos años.

Mantener la piel suave y sin signos de envejecimiento

Solemos utilizar cremas para manos y lociones corporales para suavizar y rejuvenecer la piel. Sin embargo, muchas lociones no hacen más que fomentar la piel seca. Las cremas comerciales están compuestas predominantemente por agua. La piel seca y arrugada absorbe de inmediato la humedad que ofrecen estos productos; los tejidos se dilatan a medida que el agua penetra en la piel (como si se llenara un globo con agua), de manera que las arrugas se desvanecen y la piel se siente más suave. No obstante, este efecto es meramente temporal pues cuando el agua se evapora, o se desplaza a través del flujo sanguíneo, la piel recupera su textura anterior. ¿Has intentado alguna vez librarte definitivamente la piel seca y arrugada con alguna loción corporal? Es imposible, al menos con los productos de cuidado corporal más comunes. Entre los ingredientes que contiene la mayoría de las cremas o lociones hay algún tipo de aceite. Por lo general, son aceites vegetales altamente procesados y desprovistos de todos sus antioxidantes naturales que sirven de protección. ¿Qué consecuencia tiene esto para una loción para la piel? ¡Muchas!

El tipo de aceite que utilizas para tratar tu piel y que consumes con tus alimentos afecta a los tejidos de tu cuerpo. Los aceites tienen un marcado efecto sobre todos los tejidos corporales, en especial sobre los conectivos. Estos son los tejidos más abundantes y los más ampliamente distribuidos por el organismo. Se encuentran en la piel, en los músculos, en los huesos, en los nervios y en los órganos internos. El tejido conectivo está compuesto por fibras resistentes que forman la matriz de soporte de todos los tejidos corporales, en otras palabras, es lo que los mantiene unidos. Sin fibras conectivas nos convertiríamos en una masa informe de tejidos. A medida que envejecemos nuestro cuerpo comienza a encorvarse y deformarse, y una de las razones es la descomposición de los tejidos conectivos. Se podría decir que comenzamos a desarmarnos.

La piel se mantiene unida gracias a los tejidos conectivos, que le confieren fuerza y elasticidad. Cuando somos jóvenes y estamos sanos, nuestra piel es suave, elástica y flexible. Es el efecto que producen las fibras conectivas cuando son fuertes. Pero a lo largo de nuestra vida estas fibras están constantemente sometidas al ataque de los radicales libres que las descomponen a medida que envejecemos. Como resultado, los tejidos conectivos se endurecen y disminuyen tanto su elasticidad como su fuerza. La piel pierde su tersura y se torna fláccida y arrugada. La misma piel que una vez fue joven, suave, tersa y flexible se transforma en una piel seca y curtida.

Una vez que se inicia la acción de los radicales libres puede provocar una reacción en cadena que produce más radicales libres y todo este proceso puede llegar a causar daños en miles de moléculas. La única forma que nuestro organismo tiene de combatir los radicales libres es con la ayuda de los antioxidantes. Cuando un radical libre entra en contacto con un antioxidante, se detiene la reacción en cadena. Como los antioxidantes nos ayudan a proteger nuestro organismo, es conveniente que haya una gran cantidad disponible de estos elementos en nuestras células y tejidos. La cantidad de antioxidantes que tenemos en nuestros tejidos está determinada, en gran medida, por los nutrientes que forman parte de nuestra dieta.

Las reacciones de los radicales libres se producen en el cuerpo de forma constante. Son el resultado inevitable de vivir y respirar. No obstante, los radicales libres causan mayores daños a algunas personas que a otras. La razón es que estamos expuestos a muchos factores medioambientales que aumentan el número de reacciones de los radicales libres. El humo del tabaco y la contaminación, la radiación e incluso la luz ultravioleta pueden estimular la producción de radicales libres. Los productos químicos, como los pesticidas y los conservantes de los alimentos, aumentan su actividad. Existe una sustancia comúnmente utilizada en los productos que consumimos y en los artículos de cuidado corporal que genera una gran cantidad de radicales libres: el aceite vegetal oxidado.

Mediante el proceso de refinado convencional, estos aceites poliinsaturados pierden los antioxidantes naturales que los protegen. Sin ellos, son muy propensos a generar radicales libres, tanto en el interior como en el exterior del cuerpo. Por este motivo el consumo de aceites puede provocar una deficiencia de vitamina E y de otros antioxidantes, que se utilizan para combatir los radicales libres. Cuando tratamos nuestra piel con este tipo de aceites, se crean radicales libres que dañan los tejidos conectivos de forma permanente. Por ello, tenemos que prestar mucha atención al tipo de aceite que usamos para nuestra piel. Si utilizas una crema o loción que contiene aceites vegetales procesados, solo conseguirás que tu piel envejezca más rápidamente. La crema puede producir una mejoría provisional pero, en realidad, acelera el envejecimiento de la piel e incluso puede favorecer el cáncer de piel.

Uno de los signos clásicos de envejecimiento de la piel es la aparición de manchas marrones semejantes a pecas. Este pigmento se denomina lipofuscina, aunque también se lo conoce como manchas de la edad o manchas hepáticas. Indican el deterioro que causan los radicales libres en los lípidos (grasas) de la piel, de ahí el nombre de lipofuscina. La oxidación de las grasas poliinsaturadas y de las proteínas producida por la actividad de los radicales libres sobre la piel es reconocida como la causa principal de las manchas hepáticas.[1, 2] Estas no producen ningún dolor ni suponen ninguna molestia. Si no las viéramos, ni siquiera sabríamos que están ahí, pero afectan a nuestra salud y a nuestra apariencia.

La lipofuscina forma manchas hepáticas bien visibles en la superficie de la piel. Sin embargo, también se forman en otros tejidos corporales como los intestinos, los pulmones, los riñones, el cerebro, etc. Representan zonas que han sido dañadas por las reacciones de los radicales libres. Cuanto mayor sea la cantidad de manchas en la superficie de tu piel, más habrá en el interior de tu cuerpo y mayor será el daño o el «envejecimiento» de tus tejidos. El número y tamaño de las manchas que observes en tu piel puede ayudarte a juzgar, hasta cierto punto, el deterioro causado por los radicales libres en el interior de tu cuerpo. Cuantas más manchas tengas y cuanto mayor sea su tamaño, mayor será el daño infligido por los radicales libres. Todos los tejidos afectados poseen un cierto grado de deterioro. Si esto ocurre en el intestino, puede afectar a la capacidad para digerir y absorber los nutrientes. Si sucede en el cerebro, incidirá sobre la capacidad mental. Además, los radicales libres descomponen los tejidos conectivos, provocando flaccidez y afectando al funcionamiento normal de la piel. Y algo semejante ocurre con los órganos internos, que comienzan a deformarse y deteriorarse. La piel actúa como una ventana por la cual podemos mirar el interior del cuerpo. Lo que vemos en el exterior refleja, en gran parte, lo que sucede en el interior.

Como las células no pueden deshacerse de la lipofuscina, esta se acumula gradualmente en el interior de muchas células corporales a medida que envejecemos. Una vez que el pigmento lipofuscina a desarrollarse, tiende a persistir durante toda la vida. Sin embargo, puedes impedir una oxidación mayor, e incluso quizás reducir las manchas que ya tienes, utilizando el aceite adecuado en tu dieta y en tu piel.

EL ACEITE DE COCO PROTEGE Y CURA LA PIEL

La loción ideal es aquella que no se limita a suavizar la piel sino que además la protege, favorece su curación y le confiere un aspecto más sano y juvenil. El aceite de coco se ajusta perfectamente a esta descripción. La mejor loción natural para la piel es el aceite de coco puro, que impide la formación de los destructivos radicales libres y es una excelente protección contra ellos. También sirve para prevenir el desarrollo de manchas de la edad y de otro tipo de manchas causadas por el envejecimiento o por una sobreexposición a la luz solar. Ayuda a mantener los tejidos conectivos fuertes y elásticos, evitando la flaccidez y las arrugas de la piel. En algunos casos incluso puede reparar la piel dañada o enferma. He visto desaparecer lesiones precancerosas gracias al uso diario del aceite de coco.

Los polinesios siempre han llevado muy poca ropa y han estado expuestos a un sol abrasador durante generaciones. Pese a ello, lucen una piel sana y hermosa, exenta de manchas, y no sufren problemas asociados con el cáncer. La razón es que se alimentan de cocos y utilizan su aceite como loción corporal. La piel absorbe el aceite, que penetra hasta la estructura celular de los tejidos conectivos, restringiendo el daño que puede producir una excesiva exposición al sol. Su piel permanece sana a pesar de pasar muchas horas bajo un sol ardiente.

La diferencia entre el aceite de coco y otras cremas y lociones, es que estos productos se han concebido para ofrecer un alivio inmediato y temporal. El aceite de coco no solo brinda un alivio rápido, sino que además colabora en el proceso de curación y reparación de los tejidos. ¿Por qué correr el riesgo de deteriorar permanentemente tu piel cuando puedes utilizar el aceite de coco para recuperar su aspecto juvenil?

El aceite de coco es un excelente exfoliante que puede rejuvenecer tu piel. La superficie de la piel consiste en una capa de células muertas que son sustituidas por nuevas células a medida que se eliminan. Este proceso se torna más lento cuando envejecemos, y las células muertas tienden a acumularse, confiriendo una textura áspera y escamosa a la piel. El aceite de coco ayuda a eliminar las células muertas de la superficie externa de la piel, suavizándola e iluminándola, y otorgándole una apariencia más lozana. La piel se torna más «brillante» porque la luz se refleja mejor cuando tiene una textura uniforme.

La eliminación de la piel muerta y el fortalecimiento de los tejidos subyacentes son dos de las ventajas esenciales que nos ofrece el aceite de coco cuando se utiliza como loción para la piel. También los jóvenes pueden tener la piel agrietada o excesivamente seca, con una capa anormalmente gruesa y fastidiosa de células muertas. El aceite de coco proporciona un alivio inmediato y, además, proporciona una mejoría duradera. Se han obtenido resultados sorprendentes con una amplia variedad de problemas de piel. Muchas personas lo han probado y ahora se niegan a utilizar otro producto.

Durante varios años tuve muchos problemas con la piel de las manos, que se secaba excesivamente hasta agrietarse. Esto sucedía de manera repentina y persistía durante un par de meses hasta que comenzaba gradualmente a mejorar. No conseguía encontrar ninguna solución. Había momentos en los que la piel estaba tan seca que no solo se agrietaba sino que también sangraba. Mi esposa evitaba cogerme de la mano porque decía que mi piel parecía una lija. ¡Y era verdad! Probé una gran cantidad de cremas y lociones sin ningún éxito. La última vez el problema se prolongó durante un año, mucho más de lo que jamás había durado.

Posteriormente oí hablar del aceite de coco y de sus beneficios para la piel. Decidí comprarlo y usarlo como tratamiento para mis manos. Comencé a notar la diferencia casi de inmediato. Yo odiaba utilizar lociones porque suelen dejar una película grasa o pegajosa, pero el aceite de coco penetró rápidamente en la piel sin dejarme esa sensación. Y lo mejor de todo fue que al cabo de dos semanas mi piel ya no estaba áspera ni seca –y el cambio fue definitivo–. Cuando salgo con mi mujer, ella vuelve a cogerme de la mano como siempre solía hacer. Puedo afirmar sin reservas que el aceite de coco es el mejor producto para la piel que jamás he utilizado.

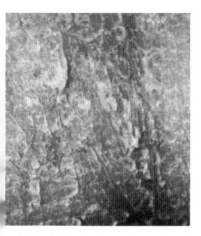 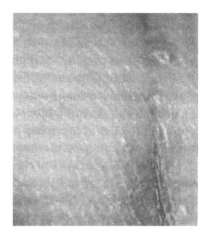

La foto de la izquierda muestra un primer plano del índice de la mano derecha, donde se observa el estado de la piel de este sujeto antes de utilizar el aceite de coco. La piel está muy seca y áspera. La foto de la derecha muestra el mismo dedo un par de meses después de haber comenzado el tratamiento con aceite de coco.

Las fotos anteriores muestran el estado de la piel de las manos de este hombre antes y después de utilizar aceite de coco. Observa la diferencia sustancial que existe entre la textura y el aspecto de la piel de ambas fotografías.

En general, basta con aplicar el aceite una vez al día. Si la piel está muy seca y agrietada, recomiendo utilizarlo por la noche, untando la zona afectada y envolviéndola suavemente con un plástico para que no ensucie la ropa de cama. A la mañana siguiente, hay que lavar la piel para eliminar el exceso de aceite. Es preciso repetir el procedimiento todas las noches hasta que se observe una mejoría. Hay unos apósitos adhesivos a prueba de agua de la marca Tegaderm fabricados por la compañía 3M que son muy adecuados para este propósito.

PRUEBA DE ELASTICIDAD DE LA PIEL

¿Tiene tu piel un aspecto juvenil? A medida que envejecemos nuestra piel pierde su elasticidad y tersura, y se arruga. Es el resultado de la destrucción causada por los radicales libres y un signo de degeneración y disfunción. Los cambios en la piel comienzan a ser evidentes a partir de los cuarenta y cinco años. La siguiente prueba indica de forma aproximada cuánto se ha deteriorado funcionalmente la piel como resultado de la acción de los radicales libres. Comprueba el estado de tu piel en comparación con los grupos de edad incluidos en la lista. Haz la prueba para saber si, en términos funcionales, tu piel es más joven o más vieja de lo que corresponde a tu edad biológica.

Para realizarla debes pellizcar la piel del dorso de la mano con el índice y el pulgar, y mantenerla sujeta durante cinco segundos. Al soltarla, observa cuánto tiempo necesita para volver a su estado original. Cuanto más breve es el tiempo que tarda la piel en retornar a su sitio, más joven es su edad funcional. Compara el resultado con la tabla que ofrezco a continuación:

PRUEBA DE ELASTICIDAD DE LA PIEL	
TIEMPO (SEG.)	EDAD FUNCIONAL (AÑOS)
1-2	20-30
3-4	30-44

PRUEBA DE ELASTICIDAD DE LA PIEL	
TIEMPO (SEG.)	EDAD FUNCIONAL (AÑOS)
5-9	45-50
10-35	60
36-55	70
56	más de 70

¿Cómo te ha ido? ¿Tu piel está más envejecida de lo que corresponde a tu verdadera edad o coincide con lo esperado? Si quieres evitar un mayor deterioro, e incluso quizás recuperar la lozanía de la piel, lo mejor que puedes hacer es usar aceite de coco en lugar de otras cremas y lociones. Yo tengo más de cincuenta años y cuando hago esta prueba, mi piel vuelve a su sitio al cabo de uno o dos segundos, lo que se podría esperar de una persona de treinta años de edad.

CUIDADO DEL CABELLO

Los beneficios del aceite de coco para la piel también se pueden aplicar al cabello, pues es un excelente acondicionador. Amanda George, una conocida estilista de Nueva York, recurre a él para cuidar su fantástica melena. «Antes de irme a dormir, masajeo mi cabello con dos cucharadas de aceite de coco tibio y a la mañana siguiente me lavo la cabeza», afirma.[3] El resultado es un cabello suave y brillante. Para calentar el aceite puedes colocar la botella dentro de un recipiente con agua tibia o mantenerla durante unos instantes bajo el grifo de agua caliente.

Los expertos en estética que están familiarizados con el aceite de coco confirman su eficacia y aseguran que puede ser tan efectivo como acondicionador para el cabello como los tratamientos de los salones de belleza que rondan los 40 o 50 euros —¡y por solo una pequeña parte de su coste!—. Y, por otro lado, puedes hacer el tratamiento en casa sin necesidad de ir a la peluquería.

Puedes aplicarte una pequeña cantidad de aceite (en torno a una cucharada) por la noche y lavar el cabello por la mañana, o echarte un poco más y dejarlo actuar sobre el cabello durante una hora o dos antes de lavarte la cabeza. Algunas personas prefieren echarse el aceite, cubrirse la cabeza con un gorro de ducha y luego disfrutar de un largo baño relajante. El aceite se retira al cabo de una hora, aproximadamente. El procedimiento se puede repetir pocos días después.

Tras tomar un baño caliente prolongado es recomendable aplicar aceite de coco sobre la piel para restituir sus aceites naturales. De hecho, cada vez que te lavas con jabón eliminas la capa grasa protectora de la piel y modificas su pH. El aceite de coco te ayudará a recuperar la lozanía de tu piel.

Otra ventaja del aceite de coco como acondicionador para el cabello es que ayuda a controlar la caspa. Este último beneficio lo he descubierto por experiencia propia. He tenido caspa desde que era adolescente, y la única forma de controlarla era lavarme la cabeza con champús medicinales, lo que me vi obligado a hacer durante muchos años. Cada vez que intentaba usar otros productos, la caspa reaparecía al cabo de pocos días. Como aprendí mucho acerca de las sustancias químicas perjudiciales incluidas en la fórmula de muchos artículos de cuidado corporal, decidí que ya no volvería a utilizar esos champús medicinales. Entonces comencé

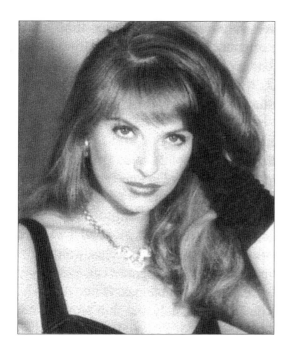

El aceite de coco es un excelente acondicionador para el cabello, que le confiere un aspecto sano y luminoso.

a usar jabones y champús naturales hechos a base de hierbas, pero al poco tiempo volví a tener caspa, y muy abundante. Probé todo tipo de productos naturales sin conseguir remediar el problema. Por último, decidí recurrir al aceite de coco: me lo aplicaba sobre el cabello, lo dejaba reposar y unas horas más tarde me lavaba la cabeza. Después de la primera aplicación, la caspa desapareció por completo. Me parecía increíble que pudiera ser tan sencillo. Ningún producto me había ayudado a resolver el problema, excepto los champús medicinales. Ahora cuento con un producto natural que además de haber eliminado la caspa es beneficioso para mi cabello y mi cuero cabelludo. Desde entonces, el aceite de coco forma parte de mi cuidado personal.

LA SALUD DE LA PIEL

Independientemente de que se aplique de manera tópica o interna, el aceite de coco ayuda a mantener la piel joven, luminosa y libre de enfermedades. Los ácidos grasos antisépticos presentes en él ayudan a prevenir las infecciones fúngicas y bacterianas de la piel cuando se consume en la dieta y, hasta cierto punto, cuando se aplica directamente sobre la piel. Los polinesios que lo utilizan de forma asidua rara vez tienen problemas de infecciones cutáneas ni acné.

Nuestra piel actúa como un escudo protector que nos defiende de los agentes dañinos, como si fuera una suerte de armadura flexible. Nos proporciona una barrera protectora frente a los millones de gérmenes que provocan enfermedades con los que estamos en contacto diariamente. Si no fuera por nuestra piel, no sobreviviríamos; incluso los organismos inocuos podrían resultar letales.

La única forma de acceder al interior del cuerpo humano (además de las aberturas naturales como la nariz y la boca) es a través de la piel. Las infecciones se producen cuando fracasan las defensas de la piel. Acné, tiña, herpes, forúnculos, pie de atleta y verrugas son solamente algunas de las infecciones que pueden afectar a la piel y al resto del cuerpo.

Nuestra piel es mucho más que una simple envoltura. De otro modo, estaríamos literalmente cubiertos de gérmenes nocivos a la espera de una oportunidad para introducirse en nuestro cuerpo. El más ligero corte o incluso un mínimo rasguño serían suficientes para que una multitud de estos agentes perjudiciales se abrieran paso hacia el interior del organismo, causando enfermedades y tal vez la muerte. Por fortuna, la piel no solo proporciona una barrera física sino también química. El medio ambiente químico de la superficie de una piel sana es inhóspito para la mayoría de los gérmenes nocivos. Como consecuencia, hay una escasa presencia de microorganismos que causan enfermedades. La mayoría de los cortes o heridas no se infectan porque la piel está relativamente libre de gérmenes perjudiciales. No obstante, si te lastimas con un clavo sucio y cubierto por microorganismos peligrosos, estos atraviesan las barreras físicas y químicas de la piel y la herida se puede infectar.

La mayor barrera química para los organismos infecciosos es la capa ácida de la piel. Una piel sana tiene un pH aproximado de 5, lo que significa que es ligeramente ácida. Nuestro sudor (que contiene ácido úrico y ácido láctico) y las grasas de nuestro cuerpo promueven este entorno ácido. Por este motivo, el sudor y la grasa corporal son beneficiosos. En la piel viven bacterias inocuas que pueden soportar un medio ácido; por el contrario, las bacterias nocivas no lo toleran, y esa es la causa de que haya muy poca cantidad.

La grasa que produce nuestro cuerpo se llama sebo. Este es secretado por las glándulas sebáceas localizadas en la raíz de cada cabello y también en otras partes del cuerpo. Esta grasa es muy importante para la salud de la piel. Suaviza y lubrica la piel y el cabello e impide que la piel se seque y se agriete. El sebo contiene también ácidos grasos de cadena media en forma de triglicéridos de cadena media que se pueden liberar para combatir los gérmenes nocivos.[4]

Nuestra piel es el hogar de muchos organismos minúsculos, la mayoría de los cuales son inofensivos y algunos incluso beneficiosos. Seguramente recordarás que en un capítulo anterior comenté que los triglicéridos constaban de tres ácidos grasos unidos por una molécula de glicerol. El sebo, al igual que el aceite de coco, el aceite de maíz y otras grasas, está compuesto por triglicéridos. Las bacterias lipofílicas de la piel se alimentan de la molécula de glicerol que une los ácidos grasos. Cuando se elimina el glicerol, los ácidos grasos se liberan y se independizan, constituyendo lo que se denomina un ácido graso libre. Los AGCM que se asocian y forman triglicéridos no tienen propiedades antimicrobianas, pero cuando se descomponen en ácidos grasos libres se convierten en sustancias antimicrobianas muy potentes que pueden destruir a las bacterias, los virus y los hongos causantes de enfermedades. La combinación del pH y los AGCM ofrece una capa protectora química que preserva la piel de las infecciones y de los microorganismos dañinos.

La mayoría de los mamíferos, si no todos, utilizan las propiedades antimicrobianas de los ácidos grasos de cadena media para protegerse de las infecciones. Tal como sucede en las personas, estos ácidos grasos conforman una parte de la grasa segregada por la piel. En la naturaleza, los animales se curan de sus heridas de forma instintiva y natural. Las mordeduras y arañazos son muy comunes, especialmente debido a los enfrentamientos con predadores. Las heridas producidas por estos animales suelen causar infecciones en una víctima que ha sido lo suficientemente afortunada como para escapar con vida. Los animales lamen sus heridas de forma instintiva para limpiarlas y también para extender la grasa corporal sobre el tejido lesionado. La grasa desinfecta la herida y protege al animal de las infecciones. Del mismo modo, cuando nos cortamos un dedo lo llevamos instintivamente a la boca.

La saliva también ayuda a aumentar la cantidad de AGCM presentes en la piel, ya que contiene una enzima, conocida como lipasa de la lengua, que inicia el proceso de descomposición de las grasas que luego se transforman en ácidos grasos individuales. Esta enzima descompone fácilmente los triglicéridos de cadena media de las grasas dietéticas y corporales (sebo), convirtiéndolos en ácidos grasos de cadena media libres. Las grasas y aceites compuestos por AGCL, como la mayoría de las grasas dietéticas, necesitan las enzimas pancreáticas para descomponerse en ácidos grasos individuales.

Los animales suelen asearse lamiendo su pelaje y cubriéndolo de enzimas salivales que pueden convertir las grasas corporales en AGCM libres que les sirven de protección. Mientras ellos se lamen las heridas, la saliva se mezcla con las grasas naturales de la piel y el cabello, produciendo más ácidos grasos de cadena media que pueden colaborar en la lucha contra la infección.

Algunos animales parecen producir mayor cantidad de estos ácidos grasos protectores que otros. Uno de ellos es el puercoespín. Sus púas son un arma intimidatoria; desafortunadamente, pueden herirse con ellas de manera accidental y también lastimar a otros puercoespines. El doctor Uldis Roze, biólogo y profesor en el Queens College de Nueva York, afirma que la gran cantidad de ácidos grasos protectores que tienen estos animales es una defensa contra las heridas que ellos mismos se infligen.

El doctor Roze descubrió las propiedades antimicrobianas de los ácidos grasos presentes en las púas de los puercoespines de la manera más dura. Su investigación implicaba capturar puercoespines para colocarles collares de radioseguimiento. Un día persiguió a uno que había trepado a un árbol y en su intento por atraparlo, se le clavó una púa en un brazo. Él lo relata diciendo que tenía el brazo «paralizado por el dolor». Incapaz de quitarse la púa, esperó a que se saliera por sí sola, lo que sucedió unos días más tarde. Le sorprendió que la profunda herida que le había causado no se hubiera infectado. Pensó que una astilla de madera que hubiera realizado el mismo recorrido que la púa seguramente le habría causado una grave infección. Roze desarrolló la teoría de que la grasa de las púas de los puercoespines podía contener propiedades antibióticas que lo habían protegido. Esta teoría se verificó cuando se analizó la grasa de la púa. Los ácidos grasos de cadena media presentes en ella demostraron ser el secreto. Los estudios revelaron que estos ácidos grasos podían eliminar diversos tipos de bacterias que se suelen tratar con penicilina, entre ellas estreptococos y estafilococos. [5]

El doctor Roze estableció contactos con la industria farmacéutica con el propósito de despertar su interés en la producción de un bálsamo o una medicación con propiedades antibióticas compuestos por estos ácidos grasos. Su propuesta fue rechazada porque los ácidos grasos de cadena media son sustancias naturales fácilmente disponibles y, por lo tanto, los productos basados en ellas no pueden ser protegidos por una patente.

Nuestra piel contiene diversos grados de este tipo de protección no patentable. Debido esencialmente a la acción de las bacterias beneficiosas, la grasa de la superficie de tu cabello y tu piel está compuesta aproximadamente por un 40-60% de ácidos grasos libres. Entre ellos hay AGCM con propiedades antimicrobianas. Estos ácidos grasos de cadena

DIAGRAMA DE LA PIEL

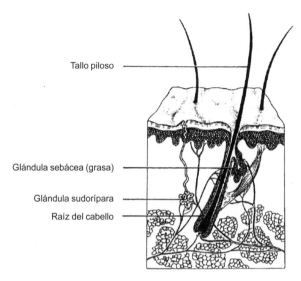

Tallo piloso

Glándula sebácea (grasa)

Glándula sudorípara

Raíz del cabello

media presentes en el sebo ofrecen una capa protectora sobre la piel que elimina los gérmenes dañinos.

Los adultos producen más sebo que los niños y, en consecuencia, disponen de una mayor protección frente a las infecciones de la piel. Los efectos antimicrobianos de los AGCM presentes en el sebo ya se conocían en los años cuarenta. En esa época se observó que los niños que padecían tiña en el cuero cabelludo (producida por un hongo de la piel) se curaban de manera espontánea cuando sus secreciones sebáceas aumentaban durante la pubertad.[6]

El aceite de coco contiene una cantidad abundante de ácidos grasos de cadena media, similares a los que se encuentran en el sebo. Los ácidos grasos del aceite de coco, como en todos los demás aceites dietéticos, se unen para formar triglicéridos. Estos, como tales, no tienen propiedades antimicrobianas ni siquiera cuando están compuestos por AGCM. No obstante, cuando consumimos triglicéridos de cadena media, nuestro cuerpo los convierte en monoglicéridos y ácidos grasos libres, que sí presentan propiedades antimicrobianas.

Cuando se aplica aceite de coco (que está compuesto por triglicéridos) sobre la piel, su efecto antimicrobiano no es inmediato. De todos modos, las bacterias que están siempre presentes en la piel convierten estos triglicéridos en ácidos grasos libres, igual que hacen con el sebo. El resultado es un aumento de la cantidad de ácidos grasos antimicrobianos en la piel y una protección contra las infecciones. Los ácidos grasos libres pueden contribuir también con el medio ácido de la piel, que repele los gérmenes causantes de enfermedades. La acidez de los ácidos grasos ayuda a mantener la capa ácida a de la piel.

Cuando nos duchamos o nos damos un baño, el jabón afecta a la capa grasa y ácida de la piel. Es bastante frecuente que después de bañarnos sintamos la piel tirante y seca, por lo cual solemos utilizar cremas hidratantes que, sin embargo, no reemplazan el ácido ni los protectores AGCM que han resultado eliminados. En estas condiciones, tu piel es vulnerable a las infecciones. Tú piensas que después de un baño tu cuerpo está limpio y libre de gérmenes. Pero los gérmenes están en todas partes, flotan en el aire, habitan en nuestra ropa y en todo lo que tocamos. Muchos de ellos sobreviven a los lavados ocultándose en pliegues y grietas de la piel. No pasará mucho tiempo antes de que tu piel vuelva a estar llena de vida microscópica, tanto beneficiosa como perjudicial. Hasta que la grasa y el sudor vuelvan a restablecer la barrera química protectora del cuerpo, tu piel es vulnerable a las infecciones. Una herida o la piel agrietada favorecen la entrada de estreptococos, estafilococos y otros gérmenes nocivos en tu organismo. Si utilizas una loción preparada con aceite de coco, puedes restituir rápidamente la barrera ácida y antimicrobiana natural de la piel. Si tienes problemas con las infecciones cutáneas, o simplemente deseas evitarlas, sería muy beneficioso que utilizaras aceite de coco después de una ducha o un baño.

Un milagroso bálsamo curativo natural

Las propiedades antimicrobianas de los AGCM presentes en el aceite de coco se han ensayado experimentalmente en el laboratorio, se han utilizado en biología y se pueden observar en la vida cotidiana. Pero hay otro aspecto relacionado con el poder curativo del aceite de coco que se pone de manifiesto cuando se aplica de forma tópica. Esto lo aprendí de una manera completamente accidental.

Conocí el poder curativo del aceite de coco de un modo inusual mientras descargaba bloques de cemento. Si has trabajado alguna vez con ellos, sabes que son muy pesados. Cuando estaba a punto de dejar uno de ellos sobre el suelo, me pillé un trozo de carne de la mano entre dos bloques. El dolor fue muy intenso, pero como no representaba un peligro para mi vida, continué con la tarea. De inmediato observé que comenzaba a formarse una ampolla de sangre muy oscura. Cuando terminé de descargar los bloques, me lavé las manos y me apliqué un poco de aceite de coco simplemente para hidratar la piel, y luego me olvidé por completo del tema.

EL MILAGRO DEL ACEITE DE COCO

Unas horas más tarde observé que la ampolla, que inicialmente era del tamaño de un guisante, se había reducido hasta llegar a ser como la cabeza de un alfiler. Aquello me sorprendió sobremanera, pues nunca había visto que una ampolla de sangre desapareciera tan rápidamente. Por lo general, requieren una o dos semanas para curarse. Descarté de inmediato la idea de que aquello estuviese causado por el aceite de coco por considerarla una tontería. Sabía que consumirlo era muy beneficioso, pero era una exageración pensar que podía acelerar la curación de una lesión de la piel.

Más tarde comencé a observar milagros semejantes en otras personas que habían utilizado el aceite de forma tópica. Por ejemplo, uno de mis pacientes me comunicó que había sufrido un acceso de hemorroides que le había causado gran dolor e incomodidad. Había probado varias cremas pero ninguna le había servido. Entonces pensó que podía probar el aceite de coco que acababa de comprar. Comenzó a aplicarlo en la zona afectada y, para su sorpresa y alegría, el aceite alivió completamente la irritación; al día siguiente también había desaparecido la hinchazón.

Otro caso es el de un hombre aquejado de psoriasis en el rostro y en el pecho, en especial durante su vida adulta. Había probado todo tipo de cremas, ungüentos y bálsamos sin obtener ningún resultado positivo. Cada tanto la psoriasis volvía a brotar, la piel se tornaba seca y escamosa y, en algunas ocasiones, incluso llegaba a agrietarse y sangrar. La psoriasis le afectaba a la frente, las cejas, la nariz, las mejillas, el mentón y el pecho. Con el paso del tiempo la situación se agravó hasta el punto de que la inflamación y la descamación comenzaron a ser una molestia constante. Había consultado con varios médicos y estos le habían comunicado que no había forma de curar el problema y que podría experimentar un alivio transitorio si usaba una crema medicinal.

Efectivamente, la crema solo le procuró una mejoría temporal y, como parecía ser que los médicos no podían brindarle la ayuda que necesitaba, decidió recurrir a las terapias alternativas y empezó a tratar su problema mediante la dieta. Se limitó a tomar alimentos sanos y redujo el consumo de azúcar y de aceites vegetales. Por último, reemplazó la mayoría de los aceites por uno de coco. Su estado mejoró de forma gradual pero no remitió. La gravedad de la psoriasis se redujo notablemente pero la inflamación y la descamación persistieron. Cierto día en que su piel estaba muy inflamada decidió aplicarse un poco de aceite de coco. ¡Y funcionó! Repitió el tratamiento durante varios días y al cabo de poco tiempo la piel de su cara, que estaba casi constantemente seca y curtida, se tornó suave y tersa, y la inflamación y la descamación desaparecieron por completo. ¡Afirma que su piel no había tenido tan buen aspecto desde hacía muchos años!

MI ALIMENTO MILAGROSO

Solo han pasado tres meses desde que comencé a utilizar el aceite de coco. Mi piel parece ahora la de un bebé. Tengo la cara sonrosada y hermosa. Las plantas de mis pies son como las de una adolescente (no las froto con aceite, me limito a consumirlo). Gracias al aceite de coco, no siento frío la mayor parte del tiempo por primera vez en más de cincuenta y tres años. Y además, he adelgazado cinco kilos. Mi cabello tiene un aspecto maravilloso. El aceite de coco virgen es mi alimento milagroso.

Linda P.

USO DIARIO DEL ACEITE DE COCO

Hoy tenía una cita con mi médico de cabecera (es una mujer). Al ver mis manos y mis brazos, me comentó que tenía la piel muy suave. Le conté que utilizaba diariamente aceite de coco como loción corporal y que me lo aplicaba desde la cara hasta las plantas de los pies después de darme un baño o una ducha. Además, es muy bueno para las cutículas. Debo decir que ya no soy una jovencita.

Doris J.

Una señora me comentó en cierta ocasión:

—Me gusta aplicarme aceite de coco en la cara. Conserva la humedad de mi piel sin aportarle grasa. —Lo comparó con la crema medicinal Retin-A,* que algunos consideran un prodigio—. Yo usaba Retin-A para evitar las espinillas, pero desde que descubrí el aceite de coco ya no la necesito porque es tan efectivo como la crema.

El aceite de coco es el ingrediente perfecto prácticamente para cualquier bálsamo preparado a base de hierbas. Uno de ellos se llama GOOT (siglas en inglés que significan ungüento de aceite de ajo) y consiste en ajo crudo machacado en aceite de coco. Lo puedes preparar en casa y es muy eficaz contra las infecciones de la piel. Mark Konlee, editor de *Positive Health News*, afirma: «Nunca dejan de sorprenderme las propiedades de este ungüento. El pasado otoño me encontré con Dan, un vecino de mi localidad, y me comentó que estaba muy dolorido porque tenía pie de atleta y verrugas plantares. Me mostró las plantas de los pies, y debo decir

---

* Retin-A es una crema medicinal que prescriben los médicos para prevenir el acné y mejorar la textura de la piel. Ofrece algunos beneficios pero también causa efectos secundarios negativos, el peor de los cuales es que la piel se torna hipersensible a la luz solar, lo cual aumenta el potencial para las quemaduras solares y el cáncer de piel. Por esta razón, únicamente se puede comprar con receta médica.

que realmente tenían el aspecto más lamentable que haya visto jamás».

Mark preparó un poco de GOOT, lo guardó en un pequeño frasco de vidrio y se lo entregó a Dan. Le indicó que lo guardara en la nevera (tiene una vida media aproximada de treinta días) y que se aplicara una pequeña cantidad en los pies a diario. Dos semanas más tarde se encontró otra vez con Dan. «Se quitó los zapatos y los calcetines para mostrarme una transformación que me pareció mágica: la infección fúngica y las verrugas plantares habían desaparecido por completo. Tenía los pies como nuevos, su color y apariencia eran absolutamente normales», relata Mark. Dan, por su parte, cuenta que «las verrugas plantares simplemente se desprendieron al cabo de unos diez días».

Una de las mejores propiedades del aceite de coco es que suaviza y cura la piel seca y escamosa. Cuando la apliques por primera vez, tendrás la sensación de estar cubriendo tu piel con una sustancia muy grasienta. No obstante, el aceite se absorbe rápidamente y no deja una capa de grasa sobre la piel como sucede con muchas lociones y otros aceites. Si aplicas una cantidad excesiva, la piel se satura y no consigue absorberlo; de modo que es mejor emplear una pequeña cantidad y volver a aplicar el aceite tantas veces como sea necesario. Cuando las personas que tienen la piel extremadamente seca comiencen a utilizar el aceite, al principio deberán aplicárselo con frecuencia. Algunos individuos que tienen este problema piensan que el aporte de grasa de muchas lociones será efectivo para tratar su piel extremadamente seca o curtida. Desconfían de la capacidad del aceite de coco para nutrir la piel porque se absorbe con mucha rapidez; sin embargo, cuando la piel es muy seca lo único que hay que hacer es aplicarlo con mayor frecuencia. El beneficio real que reporta se pondrá de manifiesto cuando lo utilicen metódicamente durante un periodo de tiempo determinado. Existen lociones que suavizan temporalmente la piel seca pero no la curan. El aceite de coco tiene un efecto gradual y consigue suavizarla, eliminar las capas de células muertas y fomentar el desarrollo de nuevos tejidos sanos.

Muchas personas afirman que el aceite de coco protege su piel de las quemaduras solares y, en consecuencia, de los problemas relacionados con la sobreexposición a la luz ultravioleta, como por ejemplo el cáncer de piel y las manchas de la edad. La piel seca y las arrugas prematuras pueden ser también una consecuencia de la exposición excesiva al sol. El aceite de coco protege la piel de los rayos dañinos del sol y, al mismo tiempo, permite que el cuerpo se adapte gradualmente a la luz solar para tolerar una exposición cada vez mayor. A diferencia de los protectores solares, su acción no es bloquear los rayos UV sino permitir que el cuerpo se adapte naturalmente a la exposición al sol y, como consecuencia, aumentar de forma natural su nivel de tolerancia con el paso del tiempo. Como existen diferentes tipos de piel, no todo el mundo tiene el mismo nivel de tolerancia. Cada persona necesita experimentar, es decir, tomar un poco más de sol cada día hasta alcanzar un nivel de exposición en el que se sienta a gusto. Los polinesios siempre han usado poca ropa y han estado expuestos al ardiente sol tropical, especialmente al recorrer largas distancias a mar abierto durante días o incluso semanas. El aceite de coco les ha proporcionado la protección necesaria para soportar el intenso sol. Por este motivo se convirtió en uno de los ingredientes originales en muchos bronceadores y protectores solares.

¿Por qué el aceite de coco estimula la curación de la piel? Creo que se debe, en parte, al efecto metabólico que los AGCM tienen sobre las células. La actividad celular, incluida la curación de heridas y lesiones, está regulada por el metabolismo. Cuando la tasa metabólica es alta, la actividad celular se acelera y algunos procesos –como la curación de tejidos dañados, la eliminación de toxinas, la lucha contra los gérmenes y la sustitución de células enfermas o deterioradas por células nuevas– se realizan a mayor velocidad. Por consiguiente, se acelera el proceso de curación. Los AGCM aportan una rápida fuente de energía a las células, impulsando su nivel metabólico y su capacidad curativa.

Una de las cosas que más me impresionaron sobre el uso tópico del aceite de coco es su capacidad para reducir la inflamación. He sido testigo de su eficacia para aliviar la inflamación crónica de la piel en tan solo unos pocos días. En principio, este efecto me sorprendió porque en ese momento todavía no había encontrado ninguna referencia en la literatura científica sobre las propiedades del aceite de coco para calmar la inflamación. En una búsqueda posterior localicé un estudio que demostraba que el aceite de coco tenía propiedades antiinflamatorias. En una investigación realizada por el doctor S. Sadeghi y otros colegas, el aceite de coco redujo las sustancias químicas proinflamatorias del cuerpo. Los investigadores sugirieron que podría ser muy útil en el tratamiento de varias enfermedades inflamatorias agudas y crónicas.[7] Esto contribuiría a explicar mi observación sobre la mejoría de la psoriasis y otras afecciones inflamatorias de la piel mediante la aplicación del aceite de coco. Sin embargo, he descubierto que el aceite no es efectivo en todos los casos. Es posible tratar con éxito las inflamaciones leves, pero si se trata de un caso muy grave, no se puede curar únicamente con aceite de coco.

Es interesante destacar que cuando se consume aceite de coco en la dieta, sus propiedades curativas para la piel son también efectivas en el interior del cuerpo. Algunos trastornos asociados con procesos inflamatorios (especialmente en el tracto gastrointestinal), como la colitis, las úlceras, la hepatitis y las hemorroides, se pueden aliviar gracias a este aceite natural. Asimismo, puede ser de gran ayuda para aliviar la inflamación de otras partes del cuerpo, como se ha observado en la esclerosis múltiple, la artritis, el lupus y la inflamación de las arterias, que puede producir su endurecimiento y, en última instancia, una enfermedad cardiovascular.

Algunas de estas enfermedades inflamatorias se producen por infecciones causadas por microorganismos. La mayoría de las úlceras son efecto de las bacterias. Las arterias inflamadas y las enfermedades cardiovasculares pueden ser causadas por virus y bacterias. La hepatitis suele ser la consecuencia de infecciones hepáticas virales. El aceite de coco tiene efectos antimicrobianos que pueden eliminar los microorganismos nocivos y calmar la inflamación y el dolor que provocan.

MIS CICATRICES SE DESVANECÍAN ANTE MIS PROPIOS OJOS

Hace cinco semanas comencé a preparar mis comidas con aceite de coco debido a sus numerosos beneficios. Experimenté de

inmediato un mayor nivel de energía y también una drástica reducción de mi afición por la comida basura. Además, empecé a
utilizarlo como loción para el cuerpo y la cara pero nunca imaginé que vería desaparecer ante mis propios ojos las cicatrices
queloides de varias heridas, intervenciones quirúrgicas y acné.
El color de las cicatrices se ha aclarado, la gruesa piel que las recubre está comenzando a suavizarse y ya no siento ningún picor.
Ya me había resignado a no poder resolver el tema de las cicatrices porque todos los tratamientos anteriores habían fracasado.
Me siento muy agradecida por haber recuperado la piel suave y
tersa que tenía cuando era adolescente.

ALICIA VOORHIES, ENFERMERA DIPLOMADA

Parece evidente que el aceite de coco ofrece numerosos
beneficios para la salud, tanto en uso interno como externo.
En realidad, se trata de uno de los alimentos milagrosos de la
naturaleza. No es de extrañar que los primeros exploradores
europeos que visitaron las islas del Pacífico quedaran profundamente impresionados al comprobar la excelente salud y el
estado físico de los nativos.

- 7 -

El aceite de coco como alimento y como medicina

Déjame llevarte a la selva del norte de Brasil, muy lejos de la civilización. Imagina que eres un explorador moderno aventurándose en la selva tropical del Amazonas, luchando contra fastidiosos mosquitos y atravesando pantanos con el barro hasta las rodillas. Una mañana te despiertas sudando como un pollo bajo el ardiente sol de julio. Empiezas a sufrir accesos de fiebre incontrolados que se alternan con breves crisis de escalofríos. Todos los músculos de tu cuerpo están contraídos, la tensión ha mermado tus fuerzas y te sientes exhausto, demasiado débil para moverte. Sin ninguna medicina moderna ni médico que pueda ayudarte, recurres a los nativos locales. Tu salud, y quizás también tu vida, dependen de la habilidad del curandero de la tribu. Su tratamiento consiste en unas gachas de coco que debes tomar a diario. Bajo la atenta mirada del curandero, comienzas a recuperar tu energía y pronto te encuentras lo suficientemente bien como para seguir tu camino.

Esta historia no es inconcebible. Los nativos de Sudamérica y de América Central consideran el coco como un alimento y también como una medicina que les ayuda a conservar la salud en un clima infestado de malaria, fiebre amarilla y otras enfermedades tropicales. En las regiones costeras de Somalia y Etiopía, los nativos de ambos países te ofrecerían aceite de palmiste si contrajeras alguna enfermedad –un remedio tradicional para la mayoría de sus males–. Si estuvieras en una isla del Caribe, en un atolón del océano Pacífico o en algún sitio de la costa de la India o del sureste asiático, es muy probable que los residentes locales te ofrecieran un tratamiento a base de coco en alguna de sus formas. En cualquier lugar donde crezcan cocoteros, las poblaciones autóctonas conocen perfectamente las virtudes de sus frutos, ya sea como alimento o como remedio para sus dolencias. Por este motivo, el cocotero es conocido como el árbol de la vida.

El coco y su aceite se utilizan en muchos tipos de medicina tradicional. La más conocida es la medicina ayurvédica de la India. Los productos derivados del coco desempeñan una importante función en ella y son componentes esenciales de algunos de sus preparados medicinales. Tanto la medicina ayurvédica como la medicina popular india aprecian el aceite de coco por sus propiedades curativas y reconocen su eficacia en el tratamiento de una gran cantidad de afecciones, entre ellas las quemaduras, las heridas, las úlceras, los hongos de la piel, las piedras en los riñones, los piojos y la disentería amebiana.

La ciencia médica moderna está empezando a revelar los secretos curativos del aceite de coco. Las investigaciones demuestran que tiene muchas aplicaciones prácticas como medicamento. Hasta ahora has aprendido de qué forma el aceite de coco puede ayudarte a prevenir las enfermedades cardiovasculares o la obesidad y también a curar y proteger tu piel. Los AGCM presentes en él tienen un potente efecto antimicrobiano que puede destruir una gran variedad de microorganismos infecciosos, incluso los supergérmenes resistentes a los fármacos. El aceite de coco ha demostrado ser un alimento excepcional, fácilmente digerible y muy nutritivo para el cuerpo. La investigación médica y la experiencia clínica descubren constantemente nuevos usos para este aceite milagroso.

DIGESTIÓN Y ABSORCIÓN DE NUTRIENTES

Durante al menos cinco décadas, los investigadores han reconocido que los AGCM se digieren de forma diferente que el resto de las grasas. Esta diferencia ha tenido aplicaciones importantes en el tratamiento de muchos problemas digestivos y metabólicos; desde entonces se han empleado en los hospitales y en las fórmulas para bebés de forma sistemática.

Las ventajas que reportan los ácidos grasos de cadena media para la digestión, en comparación con los de cadena corta, se deben a que nuestro organismo metaboliza estas grasas de un modo distinto. Las moléculas de los AGCM son más pequeñas y, por lo tanto, se requiere menos energía y menos cantidad de enzimas para descomponerlas durante el proceso digestivo. Los AGCM se digieren y absorben rápidamente y con un mínimo esfuerzo.

Ni siquiera son necesarias las enzimas pancreáticas que intervienen en la digestión de las grasas, puesto que los AGCM se descomponen casi inmediatamente gracias a las enzimas presentes en la saliva y los jugos gástricos.[1] Por consiguiente, se produce una menor sobrecarga del páncreas y del sistema digestivo. Esto tiene implicaciones relevantes para los pacientes con trastornos digestivos y metabólicos. Los bebés prematuros y enfermos, en especial aquellos cuyos órganos digestivos no están completamente desarrollados, pueden absorber los AGCM con relativa facilidad, mientras que otras grasas atraviesan su sistema prácticamente sin ser digeridas. Las personas que tienen problemas de malabsorción de los alimentos —como sucede en la fibrosis quística— y dificultad para digerir o absorber grasas y vitaminas solubles en grasas, se benefician enormemente de estos ácidos grasos. También pueden ser muy ventajosos para pacientes diabéticos, con problemas de obesidad, enfermedades de la vesícula biliar, pancreatitis, enfermedad de Crohn, insuficiencia pancreática y algunos tipos de cáncer.

EL COCO Y LA MEDICINA POPULAR

El coco ha sido venerado como un alimento importante y una medicina inestimable por pueblos de muy diversas culturas diseminados por el mundo. En cualquier región donde crecen los cocoteros, su fruto es reconocido como un remedio eficaz. Durante miles de años el coco y su aceite han ocupado un lugar respetado y valioso en la medicina popular.

El naturópata James A. Duke indica que el coco y su aceite se usan como remedios populares para el tratamiento de diversas dolencias, entre ellas abscesos, alopecia, amenorrea, asma, blenorragia, bronquitis, hematomas, quemaduras, cálculos, caquexia,* resfriados, estreñimiento, tos, debilidad, disentería, hidropesía (retención de líquidos), dismenorrea, dolor de oídos, erisipela (infección de la piel), fiebre, gripe, gingivitis, gonorrea, hematemesis (vómitos con sangre), hemoptisis (flemas con sangre), ictericia, menorragia (menstruación muy abundante), náuseas, tisis, sarpullidos, sarna, escorbuto, dolor de garganta o de estómago, hinchazón, sífilis, dolor de muelas, tuberculosis, tumores, fiebre tifoidea y heridas.

Fuente de información: Duke, J. A. y Wain, K. K. 1981. *Medicinal Plants of the World.*

A medida que envejecemos nuestro cuerpo no funciona tan bien como antes. El páncreas no produce tantas enzimas digestivas, nuestros intestinos no son capaces de absorber todos los nutrientes, y el proceso completo de digestión y eliminación es menos eficaz. Como resultado, las personas mayores suelen tener deficiencias de vitaminas y minerales. Por esta razón, se debería incluir AGCM en la alimentación de las personas mayores porque son muy fáciles de digerir y, además, fomentan la absorción de vitaminas y minerales. Esto resulta muy sencillo si se preparan las comidas con aceite de coco.

A diferencia de otros ácidos grasos, los AGCM pasan directamente desde los intestinos hasta la vena porta, a través de la cual se dirigen hacia el hígado. La mayor parte de ellos se queman en el hígado para producir energía, de manera similar a lo que sucede con los carbohidratos. En este sentido, los AGCM actúan más como carbohidratos que como grasas.[2]

---

* N. de la T.: la caquexia es un síndrome de desgaste físico que produce debilidad y pérdida de peso, grasa y músculos.

Otras grasas necesitan enzimas pancreáticas para descomponerse en unidades más pequeñas. Posteriormente son absorbidas por la pared intestinal y forman pequeños cúmulos de grasa (lípidos) y proteínas llamados lipoproteínas. Las lipoproteínas son transportadas por el sistema linfático que, sin pasar por el hígado, las vierte en el torrente sanguíneo para que circulen por todo el cuerpo. Durante su recorrido por el organismo, sus componentes grasos se distribuyen por todos los tejidos corporales. Las lipoproteínas se hacen cada vez más pequeñas, hasta que queda muy poco de ellas. En ese punto son absorbidas por el hígado, donde se descomponen y luego son utilizadas para producir energía. Pero, si fuera necesario, pueden volver a formar otras lipoproteínas que se envían nuevamente al torrente sanguíneo para que lleguen a todas las partes del cuerpo.

El colesterol, las grasas saturadas, monoinsaturadas y poliinsaturadas se convierten en lipoproteínas que se desplazan por todo el organismo. En contraste, los AGCM no se acumulan para formar lipoproteínas en la misma medida que otras grasas sino que se dirigen al hígado, donde se convierten en energía. Normalmente, no se almacenan en forma de grasa corporal en cantidades tan significativas. Los AGCM producen energía. Otras grasas dietéticas producen grasa corporal.

En el interior de cada una de nuestras células hay un organelo llamado mitocondria; es el encargado de generar la energía que necesita la célula para seguir desempeñando todas sus funciones. La mitocondria se encuentra entre dos sacos membranosos y, normalmente, necesita enzimas especiales para que los nutrientes pasen a través de ellos. Los

AGCM tienen la singularidad de poder atravesar fácilmente las dos membranas de la mitocondria sin necesidad de enzimas y, de este modo, proporcionan a la célula una fuente de energía rápida y eficaz. Los ácidos grasos de cadena larga requieren enzimas especiales para poder pasar a través de los dos sacos membranosos; por consiguiente, el proceso de producción energética es mucho más lento y, además, afecta a la reserva de enzimas.

Debido a las ventajas mencionadas, el aceite de coco ha conseguido salvar la vida de muchas personas, en especial de los más pequeños y de los ancianos. Se utiliza con fines medicinales en la alimentación de individuos que sufren trastornos digestivos y tienen dificultades para digerir grasas. Por la misma razón, también se incluye en fórmulas para bebés como tratamiento para la malnutrición. Como es absorbido rápidamente, puede proporcionar una nutrición casi inmediata sin sobrecargar los sistemas digestivo y enzimático, ayudando a conservar la energía corporal que normalmente se emplearía en la digestión de otras grasas.

NUTRICIÓN PARA BEBÉS RECIÉN NACIDOS

Entre todos los alimentos naturales hay uno que destaca sobre los demás. Estoy hablando de la leche materna. La naturaleza creó la leche materna para ofrecer al bebé todos los nutrientes que necesita durante su primer año de vida. Contiene una mezcla perfecta de vitaminas, minerales, proteínas y grasas que garantizan un crecimiento y un desarrollo óptimos. La leche materna es, sin lugar a dudas, una de las maravillas de la naturaleza.

La lactancia materna no solamente ofrece a los bebés importantes nutrientes sino también anticuerpos y otras sustancias necesarias para protegerlos de enfermedades infantiles futuras, como por ejemplo la otitis.

En los bebés lactantes se observa una mejor formación de la mandíbula y de la dentadura, mejores funciones digestivas y mayor resistencia frente a las enfermedades infecciosas. Las investigaciones sugieren que los niños pueden incluso ser más inteligentes. Reconociendo la superioridad de la naturaleza, los científicos han intentado crear fórmulas para bebés que sean lo más parecidas posible a la leche materna.

Un componente importante de la leche materna son los ácidos grasos de cadena media, principalmente el ácido láurico que también es el ácido graso saturado primordial del aceite de coco. Los ácidos grasos de cadena media de la leche materna mejoran la absorción de nutrientes, colaboran en la función digestiva, ayudan a regular el azúcar en sangre y protegen al bebé de los microorganismos perniciosos. El sistema inmunológico inmaduro del bebé se refuerza gracias a las propiedades antibacterianas, antivirales, antifúngicas y antiparasitarias de estos ácidos grasos vitales. De hecho, el bebé probablemente no sobreviviría mucho tiempo sin estas excelentes grasas saturadas, pues estaría expuesto a una miríada de enfermedades infecciosas debido a una nutrición deficiente.

La leche materna es rica en ácidos grasos de cadena media que permiten un buen crecimiento y el desarrollo sano del niño. Los AGCM se añaden a la mayoría de las fórmulas para bebés, si no a todas. Sin embargo, estos ácidos grasos no son exactamente iguales a los que se encuentran en la leche materna. En una época los fabricantes utilizaban aceite de coco o de palmiste; algunas marcas aún los incluyen en sus preparados. Pero en la actualidad muchas fórmulas utilizan aceite de triglicéridos de cadena media. Este aceite contiene un 75% de ácido caprílico, un 25% de ácido cáprico y escasa (o ninguna) cantidad de ácido láurico –el AGCM antimicrobiano más importante–. El ácido láurico es también el AGCM más abundante en la leche materna. En comparación con otros AGCM presentes en el aceite de coco, su proporción de ácido láurico es similar a la de la leche materna. La razón por la cual se utiliza el aceite de TCM en lugar del aceite de coco, que es más caro, reside en factores económicos y no en temas relacionados con la salud. No me malinterpretes, los ácidos caprílico y cáprico son beneficiosos aunque no tanto como el ácido láurico y, desde luego, nunca tan provechosos como una combinación de los tres ácidos, tal como ha dispuesto la naturaleza.

Sabemos que es posible alterar el contenido y la calidad de los ácidos grasos de las fórmulas para bebés, pero esto también se puede aplicar a la leche materna. Sin lugar a dudas, la lactancia es la mejor opción para alimentar a los bebés. No obstante, no toda la leche materna es igual. La calidad de la leche está determinada por la salud y la dieta de la madre; de hecho, está compuesta por los alimentos que esta consume. Si no ingiere la cantidad adecuada de nutrientes, su cuerpo los extraerá de sus propios tejidos. Si la madre presenta deficiencias de estos nutrientes vitales, la leche que produce será de inferior calidad. De un modo similar, si consume alimentos que contienen toxinas (como los ácidos grasos trans), estas también se encontrarán en su leche. Es muy importante que las embarazadas, las mujeres que amamantan a sus hijos y los bebés tengan una alimentación sana.

Estudios realizados con animales y con personas han puesto de manifiesto que los AGCM son un componente relevante de la leche materna que fomenta el crecimiento y el desarrollo adecuados de sus retoños. Por ejemplo, cuando se suministró una dieta que contenía ácidos grasos de cadena larga (aceite vegetal) o ácidos grasos de cadena media (aceite de coco) a cerdas preñadas y cerditos lactantes, se observó una acusada diferencia en cuanto a la supervivencia y a las tasas de crecimiento. Las crías de cerdos cuyas madres habían ingerido los AGCM crecieron más rápido y fueron más sanos, y su tasa de supervivencia alcanzó el 68% en comparación con el 32% del otro grupo. Esto se observó particularmente en las crías que habían nacido con un peso corporal inferior a lo normal.[3]

Lo mismo parece suceder con las personas. Por ejemplo, se agregó aceite de coco a la leche de 46 bebés que habían nacido con un peso corporal muy bajo con el objetivo de comprobar si este suplemento alimenticio incidía positivamente en el incremento de peso. El grupo que ingirió aceite de coco aumentó más rápidamente de peso. Esto se debió al crecimiento físico y no a un almacenamiento de grasa.[4] Los bebés que consumieron aceite de coco obtuvieron más peso y crecieron más sanos porque lo digirieron más fácilmente. En el otro grupo, los aceites vegetales pasaron a través de su tracto digestivo sin ser digeridos y, por lo tanto, los bebés carecieron de los nutrientes necesarios para desarrollarse correctamente. Además de favorecer que absorbieran las grasas que necesitaban, los AGCM mejoraron la absorción de las vitaminas solubles en grasas, minerales y proteínas.[5-6]

La grasa presente en la leche humana tiene una composición de ácidos grasos que es única. La grasa principal es saturada y representa en torno al 45-50% del contenido total de grasas. La segunda grasa más abundante es monoinsaturada y constituye alrededor del 35% de la grasa de la leche. La poliinsaturada solo representa el 15-20% del total. Una porción significativa de la grasa saturada de la leche humana puede presentarse en forma de AGCM. Lamentablemente, muchas madres producen muy poca leche y esto puede tener consecuencias dramáticas para la salud de sus hijos.

Si la leche materna no contiene suficientes AGCM, el bebé puede sufrir una deficiencia nutricional y ser vulnerable a las enfermedades infecciosos. Una de las características fundamentales de la leche materna es su capacidad para proteger a los bebés de una amplia gama de enfermedades infecciosas en una época en la cual su sistema inmunológico es aún inmaduro e incapaz de defenderse adecuadamente por sí solo. Las sustancias antimicrobianas de la leche que protegen al bebé de gérmenes y parásitos infecciosos son los AGCM. Muchos adultos con un sistema inmunológico sano también tienen dificultades para combatir algunas enfermedades. Si la leche que toma el bebé no tiene la cantidad idónea de AGCM, no estará lo suficientemente protegido contra este tipo de infecciones y cabe la posibilidad de que contraiga una enfermedad grave.

Es importante que la leche de la madre contenga la mayor cantidad posible de AGCM, y esto se logra en la dieta. Con un consumo abundante de alimentos que contengan estos ácidos grasos, la madre produce una leche rica en estos nutrientes, que fomentan la buena salud.[7] La leche de vaca y otros productos lácteos contienen pequeñas cantidades de ácidos grasos de cadena media. Los productos más ricos en este tipo de ácidos son los aceites tropicales, en especial el aceite de coco.

Los niveles de estos ácidos grasos antimicrobianos pueden llegar a ser muy bajos –de un 3 a un 4 %- pero los niveles de AGCM de la leche materna aumentan de modo significativo cuando las madres lactantes consumen productos derivados del coco (coco rallado o en trozos, leche o aceite de coco, etc.). Por ejemplo, consumir 40 gramos (aproximadamente tres cucharadas) de aceite de coco en una sola comida puede aumentar temporalmente el ácido láurico de la leche de una madre lactante de un 3,9% a un 9,6% al cabo de catorce horas.[8] También eleva el contenido de ácido caprílico y ácido cáprico. Si la madre consume aceite de coco todos los días, el contenido de AGCM puede ser aún mayor.

La madre debe prepararse mucho antes de que nazca el bebé. Las embarazadas almacenan grasa que más tarde utilizarán para producir la leche. Después del nacimiento del bebé, los ácidos grasos almacenados en el cuerpo de la madre gracias a los alimentos que consume diariamente se usan para producir la leche. La leche de una mujer que durante el embarazo consumió (y sigue haciéndolo) alimentos que aportan grandes cantidades de AGCM –esencialmente ácido láurico y ácido cáprico (los dos ácidos grasos de cadena media antimicrobianos más importantes)– proporcionará el máximo beneficio a su bebé. La leche de estas mujeres puede contener hasta un 18% de ácidos grasos saturados en forma de ácidos láurico y cáprico. Si, por el contrario, la madre no se alimentó con productos que incluían AGCM y tampoco los consume durante la lactancia, sus glándulas mamarias solo serán capaces de producir un 3% de ácido láurico y un 1% de ácido cáprico.

Los AGCM son nutrientes vitales protectores que están presentes de forma natural en la leche materna. Son suficientemente letales como para destruir virus y, a la vez, lo suficientemente delicados como para alimentar a un bebé prematuro para que se desarrolle sano. Nuestro cuerpo comienza a deteriorarse a medida que llegamos al estado adulto. Los AGCM nos nutren y protegen de las enfermedades infecciosas y degenerativas, tal como hacen con los bebés. El aceite de coco parece ofrecer muchos beneficios para la salud a los más jóvenes y a los más viejos, pero también a todos aquellos que están entre ambas etapas de la vida.

Osteoporosis

Una de las ventajas que reporta incluir AGCM en las fórmulas para bebés es que ayudan a absorber el resto de los nutrientes. Se ha comprobado que la absorción del calcio y del magnesio, así como de los aminoácidos, aumenta cuando los bebés son alimentados con una dieta que contiene aceite de coco.[9] El hecho de utilizar aceite de coco responde al propósito de mejorar la absorción y retención del calcio y del magnesio en personas que presentan deficiencias de estos minerales. Esta es una de las razones por las cuales en los hospitales se alimenta a los bebés prematuros y enfermos con fórmulas que contienen AGCM. También se emplean en el tratamiento de niños que padecen raquitismo, una enfermedad que provoca la desmineralización y el debilitamiento de los huesos de forma similar a lo que ocurre en la osteoporosis en los adultos.

Tus huesos pueden beneficiarse del aceite de coco, independientemente de cuál sea tu edad. Las grasas que consumimos desempeñan un papel importante en la formación de nuestros huesos. Los investigadores de la Universidad de Purdue descubrieron que los radicales libres procedentes de aceites vegetales oxidados entorpecen la formación de los huesos, contribuyendo de este modo a la osteoporosis. Además comprobaron que antioxidantes como la vitamina E protegen los huesos de los radicales libres. Otro de sus hallazgos fue que las grasas saturadas como las que se encuentran en el aceite de coco también actúan como antioxidantes y protegen los huesos de la acción destructiva de los radicales libres.[10]

El coco fresco, y quizás también el aceite de coco virgen, contiene sustancias similares a las grasas denominadas esteroles, cuya estructura es muy similar a la pregnenolona. Nuestro organismo fabrica esta sustancia a partir de los esteroles y la utiliza para producir hormonas como, por ejemplo, la DHEA y la progesterona. Cuando el cuerpo de la mujer necesita estas hormonas, se utiliza la pregnenolona como material inicial. De acuerdo con el doctor John Lee, la causa de que la osteoporosis sea tan frecuente entre las mujeres a partir de una determinada edad es un desequilibrio entre la progesterona y los estrógenos. Los estrógenos medioambientales procedentes de la carne, la leche y los pesticidas diluyen la progesterona natural. En su consulta, el doctor Lee ha recetado suplementos de progesterona a algunas de sus pacientes con el fin de aumentar las reservas corporales de esta hormona. Las densitometrías practicadas antes y después del tratamiento indicaron una clara reversión de la osteoporosis. El doctor Lee habla de sus descubrimientos en su libro *What Your Doctor May Not Tell You About Menopause* (Lo que tu médico posiblemente no te dirá sobre la menopausia). Se cree que la pregnenolona, que se convierte en progesterona en las mujeres, tiene el mismo efecto de fortalecimiento de los huesos. Si esto fuera cierto, las sustancias similares a la pregnenolona que contiene el coco podrían colaborar en el mantenimiento del equilibrio hormonal y promover unos huesos sanos.

Tal vez esto explique por qué las poblaciones en las que el coco es un ingrediente principal de la dieta rara vez sufren osteoporosis. A quienes estén preocupados por la posibilidad de desarrollar esta enfermedad, les aconsejo que consuman coco y su aceite porque mejoran la absorción de minerales, protegen los huesos de los radicales libres y mantienen el equilibrio hormonal, por lo cual pueden ser muy útiles para retrasar este proceso degenerativo.

ENFERMEDADES DE LA VESÍCULA BILIAR

Todo aquel a quien le hayan extirpado la vesícula biliar sabe que si consume muchas grasas puede padecer dolores y calambres. Estas personas se beneficiarían enormemente si sustituyeran los aceites que emplean en su dieta por aceite de coco.

La función de la vesícula biliar es almacenar y regular la utilización de la bilis. No suele prestarse mucha atención al papel que desempeña la bilis en el proceso digestivo; sin embargo, es esencial. El hígado produce bilis a un ritmo relativamente constante. Esta, a medida que es secretada, fluye hacia la vesícula biliar, donde se almacena. Por tanto, la vesícula funciona como un recipiente para contener la bilis. Las grasas y los aceites que contienen nuestros alimentos la estimulan para que bombee la bilis hacia los intestinos. Para digerir las grasas es fundamental que exista una cantidad adecuada de bilis, porque esta emulsiona o descompone la grasa en pequeñas partículas. Las enzimas digestivas pancreáticas se encargan de descomponer las pequeñas partículas de grasa en ácidos grasos individuales para facilitar su absorción. Si no existiera la bilis, las enzimas necesarias para la digestión de las grasas no podrían completar su trabajo, lo que daría lugar a graves deficiencias nutricionales y a la aparición de enfermedades.

Cuando se extirpa quirúrgicamente la vesícula biliar, la digestión de las grasas resulta seriamente entorpecida. Cuando falta este órgano, la bilis —que el hígado secreta de forma continua— se dirige lentamente hacia el intestino delgado. La pequeña cantidad de bilis que fluye directamente desde el hígado hasta el intestino no basta para que desempeñe de forma adecuada su función en la digestión de las grasas, ni siquiera cuando estas se consumen en cantidades moderadas. Esto provoca una mala absorción de las vitaminas solubles en grasas y trastornos digestivos. La bilis debe estar presente en el intestino para que las vitaminas solubles en grasas (A, D, E, K y betacaroteno) se absorban correctamente. Es probable que las consecuencias derivadas de una deficiencia de estas vitaminas no se detecten de inmediato, pero con el paso del tiempo se manifestarán de diversas maneras.

El metabolismo de los AGCM no requiere bilis ni enzimas pancreáticas, de modo que una persona a quien le han extirpado la vesícula biliar, o tiene dificultades para digerir grasas, se beneficiaría significativamente si consumiera aceite de coco.

SÍNDROME DE FATIGA CRÓNICA

El aceite de coco puede ser una de las mejores soluciones que existen en la actualidad para el síndrome de fatiga crónica (SFC). Este síndrome, que en una época se consideró una dolencia imaginaria, está reconocido como una auténtica enfermedad. Su causa sigue siendo un misterio, pero se ha convertido en un problema que genera una preocupación cada vez mayor. Se estima que la padecen alrededor de noventa millones de personas en todo el mundo.

El SFC se caracteriza por una irrupción relativamente súbita de un cansancio extremo, a menudo después de una enfermedad infecciosa. Entre los síntomas que provoca encontramos los siguientes: debilidad muscular, dolor de cabeza, pérdida de memoria, confusión mental, infecciones recurrentes, fiebre moderada, glándulas linfáticas inflamadas, agotamiento intenso después de una actividad física moderada, depresión, ataques de ansiedad, mareos, alergias, erupciones y reacciones autoinmunes.

Si alguno de estos síntomas persiste durante seis meses o más, son una clara indicación del SFC.

El grado y la gravedad de los síntomas suelen ser fluctuantes. Una persona aquejada por este síndrome puede «recuperarse» provisionalmente y funcionar de manera normal durante algún tiempo, pero sufrir una recaída poco después.

Muchos lo sufren sin tener conciencia de él; asumen que sus síntomas se deben a la edad, al estrés o a alguna enfermedad estacional y no hacen nada por resolver el problema.

La causa exacta de la enfermedad sigue siendo desconocida y no hay ninguna prueba médica estandarizada que sea capaz de detectarla. En consecuencia, la cura todavía está por descubrir. La tendencia actual es afirmar que el SFC no se debe a una sola causa sino que es la concurrencia de diversos factores. Algunos creen que es el resultado de múltiples infecciones crónicas que deprimen el sistema inmunológico y merman la energía corporal. Una nutrición inadecuada, el estrés excesivo, las toxinas alimentarias y medioambientales y las infecciones crónicas se combinan para restringir las funciones inmunitarias y la energía. Muchas personas piensan que la causa esencial de este problema es un sistema inmunológico deprimido.

El doctor Murray Susser, de Santa Mónica, California, afirma: «El SFC puede comenzar por infecciones virales comunes, como las que causan infecciones respiratorias del tipo de los resfriados y la gripe. Hay alrededor de dos mil trescientos virus que pueden provocar resfriado o gripe. Si uno de ellos penetra en tu organismo y este no es capaz de deshacerse de él, el resultado es una infección crónica. Así es como funciona la fatiga crónica, una gripe que nunca se cura. A veces hablo de ella en los siguientes términos: «La gripe que se tornó eterna».[11]

Existen varios virus, bacterias, hongos o parásitos que pueden contribuir al desarrollo de la fatiga crónica. Las causas más probables son el virus del herpes, el virus Epstein-Barr, la cándida y la giardia. Algunas infecciones —en particular los virus como el herpes– pueden persistir durante toda la vida. Los herpes pueden causar ampollas de fiebre y lesiones genitales. Las ampollas por regla general desaparecen temporalmente y vuelven a aparecer de forma recurrente, en especial debido al estrés.

El virus Epstein-Barr es miembro de la familia de los herpes y causa la mononucleosis, a menudo conocida como la enfermedad del beso, porque se puede trasmitir por vía oral. Una vez que se ha introducido en tu cuerpo, el virus ataca los glóbulos blancos. La recuperación de la mononucleosis requiere guardar reposo durante cuatro a seis semanas. El cuerpo necesita este periodo de tiempo para que el sistema inmunológico pueda sobreponerse al virus. Dos o tres meses más tarde, los pacientes a menudo se sienten deprimidos, faltos de energía y somnolientos durante el día. Si este estado persiste de manera crónica, puede desencadenar el SFC.

El virus de los resfriados y la gripe puede contribuir a la fatiga crónica. Es bastante frecuente que los médicos receten antibióticos a los pacientes que sufren infecciones virales. No obstante, no existe ningún antibiótico que pueda destruir los virus, solo son eficaces para combatir las bacterias. Cuando nos resfriamos, tenemos gripe o alguna otra infección viral, lo único que podemos hacer es tomarlo con calma y dejar que nuestro sistema inmunológico haga su trabajo. Algunas veces los médicos recetan antibióticos porque no tienen ningún otro recurso para curar una infección viral. Los antibióticos no tienen más efecto que un placebo, pero el paciente siente que la medicación está haciendo algo por acelerar la recuperación. Esta ha sido la práctica común durante años. El problema es que, además de hacer incurrir al paciente en un gasto inútil y someterlo a un tratamiento que no le sirve para nada, los antibióticos pueden hacerle daño. Uno de los efectos secundarios del uso de los antibióticos es el desarrollo de la candidiasis.

En el tracto intestinal habitan bacterias beneficiosas que compiten con las levaduras por el espacio, contribuyendo así a controlar la cantidad de cándida para que su presencia sea relativamente inocua. Los antibióticos pueden destruir dichas bacterias, y su eliminación permite que las levaduras se multipliquen sin restricción, causando una infección sistémica. La cándida puede tornarse crónica, en cuyo caso sobrecarga el sistema inmunológico, merma la energía corporal y produce sensaciones prolongadas de agotamiento y mala salud.

Como mencioné en el capítulo 4, las infecciones por giardia causan síntomas que a veces se diagnostican como síndrome de fatiga crónica. Puede resultar prácticamente imposible diagnosticar con exactitud las infecciones moderadas. Poco se puede hacer cuando una de las causas de la infección es un virus, ya que no existen medicinas que puedan curar las enfermedades virales. Recetar una medicación errónea puede empeorar las cosas, de manera que no es una buena solución experimentar con antibióticos y otros fármacos.

TENGO MÁS ENERGÍA

Jamás imaginé que podría padecer el síndrome de fatiga crónica. Yo era una persona sana, tenía una dieta pobre en grasas, tomaba mucha fruta, hortalizas y cereales. Cuando me acercaba a los cuarenta y cinco años, advertí que mi nivel de energía estaba disminuyendo velozmente. El mero hecho de trabajar en el jardín se convertía en una tarea ingrata; después de un par de horas me encontraba exhausto y necesitaba dos días para recuperarme. Alrededor de las ocho de la tarde mi energía ya se había agotado, aunque solo hubiera trabajado en mi escritorio. Todos los días me iba a dormir un poco más temprano. La vida se estaba ralentizando y yo había perdido la energía que solía tener. Asumí que se trataba simplemente de las consecuencias del paso del tiempo y no le di más importancia.

Pero más adelante empecé a dudar. Veía que otras personas mayores que yo eran mucho más activas físicamente y tenían mucha más vitalidad. Entonces comencé a sospechar que algo no iba bien y me dediqué a buscar formas de mejorar mi salud. Al conocer las propiedades del coco, decidí sustituir los aceites que utilizaba por aceite de coco. Todo esto lo hice sencillamente para mejorar mi salud general y no con la intención de curarme de ninguna enfermedad. Varios meses más tarde advertí que comenzaba a recuperar la energía. Ya no me apetecía acostarme a las ocho de la tarde y permanecía despierto hasta las once sin ningún problema. Dormía menos pero tenía más vitalidad. La mejoría fue tan gradual que no me di cuenta del cambio hasta varios meses más tarde y, francamente, no la relacioné con el aceite de coco. Desde que empecé a utilizarlo no he vuelto a sentirme aletargado durante el día, tengo más energía y hago muchas más cosas. En definitiva, me encuentro muy bien.

BRIAN M.

¿Cuál es la respuesta? El aceite de coco puede ofrecer una solución clave para el síndrome de fatiga crónica. Los ácidos grasos que contiene pueden destruir los virus del herpes y de Epstein-Barr, que se consideran las causas principales de la enfermedad, la cándida, la giardia y muchos otros microorganismos infecciosos, cualquiera de los cuales podría contribuir a la fatiga crónica.

Algunos médicos sostienen que lo importante no es un germen ni un organismo en particular, sino una combinación de factores o condiciones que deprimen el sistema inmuno-lógico y favorecen la aparición del SFC. Según su opinión, la clave para tratar este síndrome es el fortalecimiento del sistema inmunológico. Una vez más la solución puede ser el aceite de coco, que cumple esa función eliminando los microorganismos nocivos de nuestro cuerpo. El sistema inmunológico es mucho más eficaz si se tienen menos organismos perjudiciales que merman la energía.

El aceite de coco proporciona también una fuente rápida de energía y estimula el metabolismo. Este impulso energético no solamente levanta el ánimo sino que además acelera la curación. Cuanto más alto es el metabolismo corporal, más eficaz es el sistema inmunológico y más rápido se cura nuestro organismo. Es como un carpintero que hace algunas reparaciones en tu hogar. Si está cansado y trabaja despacio, tardará mucho tiempo en hacer sus tareas; si, por el contrario, está pletórico de energía y ansioso por terminar la faena, lo hará en poco tiempo. Cuando la velocidad metabólica es mayor, nuestras células son como el carpintero ansioso por realizar la reparación; con un metabolismo deprimido las células funcionan más pausadamente y, en consecuencia, el proceso de curación y reparación es más lento.

DIABETES

Una de las plagas que asolan la sociedad moderna es la diabetes. En el siglo XIX esta enfermedad era prácticamente inexistente, pero su incidencia ha aumentado de un modo significativo hasta alcanzar un nivel altamente preocupante en nuestros días. En la actualidad es la sexta enfermedad mortal en Norteamérica y una de las más importantes en

Australia. La diabetes no solo causa la muerte, también puede provocar enfermedades renales y cardíacas, tensión sanguínea alta, cataratas, daños neurológicos, pérdida de audición y ceguera. Se estima que el 45% de la población corre el riesgo de desarrollarla.

La diabetes se relaciona con la concentración de azúcar o glucosa en la sangre. Cada célula de nuestro cuerpo debe tener un suministro constante de glucosa para impulsar el metabolismo. Nuestras células utilizan la glucosa para procesos como el crecimiento y la reparación de tejidos. Cuando tomamos una comida, el aparato digestivo convierte gran parte de los alimentos en glucosa, que luego se libera en el torrente sanguíneo. El páncreas secreta la hormona insulina, cuya función es canalizar la glucosa desde la sangre hacia las células para que pueda ser utilizada como combustible. Si las células son incapaces de absorber cantidades adecuadas de glucosa pueden, literalmente, morir de hambre. Cuando esto sucede, los tejidos y órganos comienzan a degenerar. Esto es lo que ocurre en la diabetes.

Existen dos formas principales de diabetes: tipo I y tipo II. El tipo I, conocido también como diabetes juvenil o insulino-dependiente, suele manifestarse en la infancia como resultado de la incapacidad del páncreas para fabricar cantidades adecuadas de insulina. La diabetes tipo II se conoce como diabetes adulta o no insulino-dependiente, porque normalmente la padecen los adultos mayores. En la de tipo II el páncreas puede secretar una cantidad normal de insulina pero las células son incapaces de absorberla. La insulina funciona como una llave para una cerradura. Se dirige hacia las células y abre la puerta para permitir el paso de la glucosa.

Si la cerradura se rompe porque está hecha de materiales baratos, la llave ya no funciona y la puerta permanece cerrada. Esencialmente, esto es lo que sucede en la diabetes tipo II. La insulina está generalmente disponible pero ya no puede abrir la puerta porque la cerradura se ha roto. En ambos tipos, el nivel de glucosa en sangre es elevado pero las células quedan privadas de la hormona insulina.

En la diabetes tipo I el páncreas es incapaz de producir la cantidad de insulina adecuada para que la glucosa llegue a todas las células corporales. El tratamiento consiste en inyecciones de insulina una o varias veces al día, junto con una dieta estricta baja en azúcares. Alrededor del 90% de los diabéticos pertenecen al tipo II y el 85% de los enfermos tienen exceso de peso. El sobrepeso es un factor de riesgo muy importante para la diabetes tipo II. La dieta desempeña un papel fundamental tanto en la aparición de la enfermedad como en su control. Los tipos de alimentos que podemos consumir pueden promover la diabetes o protegernos de ella.

En las islas del Pacífico la diabetes es prácticamente desconocida entre las personas que siguen la dieta tradicional; sin embargo, en cuanto abandonan sus alimentos autóctonos y adoptan las costumbres occidentales, se ven aquejadas de todo tipo de dolencias. Una de ellas es la diabetes. En la isla de Nauru, situada en el Pacífico Sur, se ha producido un ejemplo muy interesante. Los pueblos han subsistido durante siglos con una dieta compuesta fundamentalmente de plátanos, ñame y cocos, y jamás han padecido diabetes. Los depósitos de fosfatos descubiertos en la isla produjeron un aumento de los ingresos y cambios en el estilo de vida. Los isleños reemplazaron el coco y el ñame que habían consumido durante siglos por alimentos preparados con harina y azúcar refinados y aceites vegetales procesados. El resultado fue la emergencia de una enfermedad completamente desconocida hasta entonces: la diabetes. De acuerdo con la Organización Mundial de la Salud, prácticamente la mitad de los habitantes de las zonas urbanas de Nauru con edades comprendidas entre los treinta y los sesenta y cuatro años son ahora diabéticos.

Los médicos han conseguido ayudar a los pacientes diabéticos a controlar su enfermedad mediante una dieta baja en grasas y rica en carbohidratos. La dieta restringe la ingesta total de grasas a un 30% de calorías, o incluso menos. Los carbohidratos complejos, como los cereales enteros y las hortalizas, constituyen entre el 50 y el 60% de las calorías.

Se debe evitar el consumo de carbohidratos simples, como la harina y el azúcar refinados, porque pueden someter al páncreas a un esfuerzo excesivo y elevar el azúcar en sangre hasta niveles peligrosos. La razón para reducir la grasa y también los dulces es favorecer la pérdida de peso. Dado que el sobrepeso es un factor de riesgo importante para la diabetes, adelgazar es una prioridad. Otro motivo para llevar una dieta baja en grasas es la necesidad de reducir el riesgo de enfermedades cardiovasculares, que son una consecuencia común de la diabetes. Probablemente, el mejor argumento para mantener el consumo de grasas a niveles mínimos es que algunas, en particular las grasas oxidadas, no solo favorecen la diabetes sino que realmente pueden provocarla.

Los investigadores han descubierto que un consumo excesivo de aceites vegetales refinados puede desencadenar la

EL MILAGRO DEL ACEITE DE COCO

diabetes. Ya en los años veinte, el doctor S. Sweeney provocó una diabetes reversible en todos sus alumnos de medicina, alimentándolos con una dieta rica en aceites vegetales durante cuarenta y ocho horas. Ninguno de los estudiantes había padecido previamente la enfermedad. Más recientemente, los investigadores han conseguido inducir la diabetes en animales de laboratorio alimentándolos con dietas ricas en grasas poliinsaturadas.[12-13] Se ha demostrado que si se restringe la ingesta de grasas en animales diabéticos es posible revertir la diabetes tipo II.[14-15] Del mismo modo, en un estudio clínico con personas que tenían una dieta baja en grasas también se logró la remisión de la enfermedad. Muchos estudios han comprobado que las dietas bajas en grasas son muy eficaces para controlar la diabetes.[16]

La recomendación actual es limitar todas las grasas. Las monoinsaturadas, como por ejemplo el aceite de oliva, no parecen tener un efecto adverso sobre la diabetes y se pueden consumir con moderación. No obstante, como todas las grasas son ricas en calorías (también el aceite de oliva), se aconseja limitar su consumo. La ingesta de grasas saturadas se debe restringir porque se cree que aumenta el riesgo de contraer enfermedades cardiovasculares. El mayor responsable, sin embargo, parece ser el aceite poliinsaturado.[17] Algunos estudios han demostrado que cuando las grasas poliinsaturadas de los alimentos se incorporan a la estructura celular, disminuye la capacidad de las células para asociarse con la insulina y, por lo tanto, también su capacidad para obtener glucosa.[18]

En otras palabras, cuando se consume una cantidad excesiva de aceite poliinsaturado en la dieta, se degradan las

224

«cerraduras» de las células que abren la puerta a la glucosa. La insulina es incapaz de abrir la puerta. Los radicales libres oxidan y deterioran fácilmente los aceites poliinsaturados. Las grasas de todo tipo, incluyendo los aceites poliinsaturados, son elementos estructurales de las membranas celulares. Si las grasas poliinsaturadas de la membrana celular están oxidadas, pueden afectar negativamente a las funciones celulares, incluida su capacidad para permitir que las hormonas, la glucosa y otras sustancias entren de la célula y salgan de ella. Por lo tanto, una dieta rica en aceites vegetales poliinsaturados refinados favorece la diabetes mientras que una con un contenido bajo de este tipo de aceites ayuda a eliminar los síntomas. Como todas las grasas contribuyen a aumentar de peso, es mejor limitar su consumo lo máximo posible.

Sin embargo, existe una grasa que los diabéticos pueden consumir sin ningún temor: el aceite de coco. Este no solo no contribuye a la diabetes sino que, por el contrario, ayuda a regular el azúcar en sangre disminuyendo así los efectos de la enfermedad. Los habitantes de Nauru han consumido grandes cantidades de aceite de coco durante generaciones sin haber conocido la diabetes, pero en cuanto abandonaron sus costumbres tradicionales para consumir otro tipo de alimentos y aceites, los resultados fueron desastrosos.

Como ya he mencionado al principio de este capítulo, la digestión del aceite de coco requiere menor producción de enzimas pancreáticas. Esto aligera la carga de trabajo del páncreas durante las comidas, cuando la producción de insulina es mayor, permitiendo que este órgano funcione con mayor eficacia. El aceite de coco también ayuda a suministrar energía a las células porque se absorbe rápida y fácilmente sin necesitar enzimas pancreáticas ni insulina. Ha demostrado mejorar la secreción de insulina y la utilización de la glucosa en sangre.[19-20] En comparación con otros aceites, el de coco consumido en la dieta aumenta la acción de la insulina y mejora la afinidad de unión.[21-22] El *Journal of the Indian Medical Association* ha informado que en la India se observó un aumento de la diabetes tipo II a medida que sus habitantes comenzaron a abandonar los aceites tradicionales, como el de coco, en favor de aceites vegetales poliinsaturados que se promocionaban como «sanos para el corazón». Los autores del artículo comentan la vinculación entre los aceites poliinsaturados y la diabetes, y recomiendan aumentar el consumo de aceite de coco como medida para prevenir la enfermedad.[23]

Una de las consecuencias de la diabetes es la falta de energía. Esto se debe a la incapacidad de las células para obtener la glucosa que necesitan. Sin glucosa para impulsar la actividad celular, el metabolismo se torna más lento y el organismo se fatiga.

Siempre se ha recomendado a los diabéticos que practicaran ejercicio físico porque es otra forma de controlar el azúcar en sangre. Una de las razones por las cuales la actividad física resulta beneficiosa reside en que aumenta el metabolismo. Una mayor velocidad metabólica estimula una producción mayor de insulina e incrementa la capacidad de las células para absorber la glucosa, lo que resulta de gran ayuda para los diabéticos tipo I y tipo II.

Otra ventaja que cabe destacar es que cuando se acelera el metabolismo, se gastan más calorías. El aceite de coco eleva la velocidad metabólica provocando que el organismo queme más calorías y promoviendo de este modo la pérdida de peso.

Si eres diabético o estás al límite de padecer la enfermedad, deberías evitar el consumo de cierto tipo de grasas. El aceite de coco es un caso diferente porque ayuda a estabilizar los niveles de glucosa en sangre y a eliminar el exceso de peso corporal; es el mejor aceite que puede consumir un diabético.

ENFERMEDADES HEPÁTICAS

El hígado es uno de los órganos más importantes del cuerpo. Desintoxica, produce grasas y proteínas, secreta hormonas, almacena vitaminas y minerales, produce la bilis necesaria para la digestión y tiene aproximadamente un centenar de otras funciones vitales que ayudan a mantener la salud. Cuando este órgano enferma, surgen todo tipo de trastornos que pueden poner en peligro la vida.

Dos de los problemas hepáticos más comunes son la hepatitis y la cirrosis. Ambas dolencias pueden ser fatales. La hepatitis es un término general que indica inflamación. Existe una gran variedad de problemas que pueden producirla, entre ellos el alcohol, las drogas, los virus y las bacterias. Los tres tipos de hepatitis conocidos como A, B y C son consecuencia de infecciones virales.

El virus de la hepatitis A se encuentra en las heces y se transmite por malas condiciones sanitarias y falta de higiene. Se estima que el 40% de los adultos jóvenes estadounidenses han estado expuestos al virus de la hepatitis A. En algunas regiones del mundo donde la higiene es deficiente, casi toda la población ha estado expuesta a esta enfermedad. Los virus de la hepatitis B y C se suelen transmitir por contacto sexual y, entre los drogodependientes, también por compartir agujas, aunque son menos frecuentes que el virus de la hepatitis A. En algunas zonas de África y Asia hasta el 20% de la población está infectada por el virus de la hepatitis B. En Estados Unidos el índice es aproximadamente del 1%. La hepatitis C es la más grave y a menudo evoluciona hacia la cirrosis hepática.

La hepatitis crónica, el alcohol, la drogadicción o las infecciones pueden producir cirrosis, un proceso degenerativo caracterizado por una destrucción y cicatrización masiva de los tejidos. El deterioro hepático que experimentan los alcohólicos y los pacientes de hepatitis se debe en gran medida a la acción destructiva de los radicales libres que afecta gravemente a las funciones hepáticas. Si los enfermos no reciben tratamiento, se puede desencadenar un fallo de los órganos vitales y la muerte.

Los investigadores afirman que el aceite de coco es muy beneficioso para la salud del hígado. Los AGCM son inmediatamente canalizados desde el tracto digestivo hacia el hígado, donde pueden colaborar con este órgano de diversas maneras. Estos ácidos grasos desactivan los virus que causan la hepatitis, ayudando así al sistema inmunológico en la lucha contra infecciones peligrosas.

Los AGCM son resistentes a la producción de radicales libres y, de hecho, impiden que se formen en el hígado. Un estudio realizado por H. Kono y otros investigadores demostró que, por su capacidad para inhibir la formación de radicales libres, pueden prevenir lesiones hepáticas derivadas del consumo de alcohol.[24] Hay muchos otros estudios que también demuestran que los ácidos grasos, como los que contienen los aceites de coco y de palmiste, protegen al hígado de los daños producidos por los radicales libres generados por el alcohol, así como también de la muerte de los tejidos. Esto indica que el uso de estos aceites puede rejuvenecer los tejidos enfermos además de prevenir las lesiones. El doctor A. Nanji y otros investigadores recomiendan el uso de ácidos grasos procedentes de aceites tropicales como tratamiento en la dieta para las enfermedades hepáticas producidas por el consumo de alcohol.[25-26]

Podemos concluir que el consumo frecuente de aceite de coco ayuda a proteger el hígado de sus dos enemigos más destructivos: los virus y los radicales libres.

Enfermedad de Crohn

Si leyeras el titular de un periódico donde se afirma que «los pacientes de la enfermedad de Crohn encuentran alivio para sus síntomas comiendo galletas», seguramente pensarías que el editor está un poco chiflado. El doctor L. A. Cohen, del Instituto para la Prevención de Enfermedades Naylor Dana, en Valhalla, Nueva York, no pensaría lo mismo si las galletas fueran de coco. El doctor Cohen destaca que los AGCM presentes en el coco se digieren y absorben con gran facilidad y asegura que «en la práctica clínica desempeñan un papel destacado como medio para proporcionar lípidos altamente energéticos a pacientes que tienen trastornos de digestión (pancreatitis), absorción (enfermedad de Crohn) y transporte de lípidos (deficiencia de quilomicrones).[27]

Comer galletas de coco ha tenido un gran impacto en la vida de Gerald Brinkley, que ha sufrido la enfermedad de Crohn durante treinta años: «Cuando leí que comer dulces de coco podía aliviar los síntomas, decidí probarlos. No sé si ha sido una mera coincidencia o no, pero mis síntomas han mejorado desde que empecé a tomar dos al día».

La enfermedad de Crohn es una afección intestinal inflamatoria caracterizada por diarrea, dolor abdominal, úlceras sangrantes, sangre en las heces, anemia y pérdida de peso. Se pueden producir ulceraciones en cualquier parte del tracto digestivo, desde la boca hasta el recto. La colitis ulcerosa es una enfermedad similar que afecta al colon, la parte inferior del tracto intestinal. En algunas ocasiones estos estados crónicos pueden producir gran debilidad en los pacientes. La capacidad de los intestinos para absorber los alimentos es más lenta y se realiza con más dificultad, y esto puede causar deficiencias nutricionales. Los enfermos descubren que ciertos productos alimenticios agravan sus síntomas y se enfrentan al desafío constante de encontrar los alimentos que pueden tolerar. Como sucede con muchas otras enfermedades crónicas, actualmente no existe una cura conocida. Los fármacos pueden aliviar los síntomas pero si llegan a ser muy graves, normalmente se recomienda una intervención quirúrgica para extirpar el órgano infectado.

Informes puntuales sugieren que el coco podría aliviar los síntomas y prevenir los trastornos digestivos. La doctora Teresa Graedon, coautora de *The People's Pharmacy Guide to Herbal and Home Remedies* (Guía farmacológica para remedios caseros a base de hierbas), afirma que durante las investigaciones realizadas para escribir el libro escuchó tantos testimonios sobre los beneficios del coco para los enfermos de Crohn que se convenció de que podía ser fundamental incluir este producto, que en otra época fue un remedio casero, en los tratamientos médicos. Ella piensa que se deberían realizar más investigaciones en este campo. También yo he oído historias similares. Por ejemplo, una de ellas tuvo lugar en Hawai y su protagonista es un niño que sufría un problema intestinal tan grave que cualquier alimento, incluso la leche, agravaba sus síntomas. La salud del niño se estaba deteriorando rápidamente porque era incapaz de tolerar la mayoría de los alimentos. Una mujer hawaiana recomendó a la madre que le diera la «jalea» que hay en el interior de un coco inmaduro. La madre no dudó en seguir su consejo y el niño comenzó a recuperarse gracias a una dieta que consistía esencialmente en jalea de coco. Este es el nombre utilizado para describir la sustancia gelatinosa que hay en el interior de un coco inmaduro. Al madurar el fruto, la jalea se endurece hasta convertirse en la carne blanca que normalmente encontramos dentro de la fruta. A un niño pequeño le resulta más fácil consumir la jalea porque no es tan dura como la carne ni tan líquida como el agua de coco. Los isleños la consideran una exquisitez y es el primer alimento sólido que suelen dar a los niños después del destete.

Es interesante señalar que los investigadores han demostrado los beneficios del aceite de coco mediante ensayos realizados con pacientes que padecían trastornos digestivos, entre ellos la enfermedad de Crohn, al menos desde los años ochenta. Sus propiedades antiinflamatorias y curativas calman y curan las lesiones del tracto digestivo, características de la enfermedad de Crohn. Al destruir los microorganismos nocivos que pueden causar una inflamación crónica, su efecto antimicrobiano también incide sobre la salud intestinal.

La causa de la enfermedad de Crohn es aún desconocida, pero muchos médicos presumen que es el resultado de una infección bacteriana o viral. Las úlceras estomacales, por ejemplo, son causadas primordialmente por la bacteria *H. pyloris*. Las bacterias perforan la pared estomacal, causando ulceraciones características de esta enfermedad. Estas bacterias, u otras similares, pueden infectar también otras zonas del tracto digestivo.

Diversos estudios han demostrado que los virus del sarampión y de las paperas pueden formar parte del proceso.[28-31] Es bastante común que muchas personas aquejadas por la enfermedad de Crohn y la colitis ulcerosa padezcan una infección intestinal moderada causada por el virus del sarampión, que no llega a desarrollarse porque la infección está localizada en el tracto digestivo. Las personas que ya hayan contraído sarampión o paperas en el pasado y ahora sufren algún tipo de enfermedad inflamatoria intestinal (IBD, por sus siglas en inglés), como la enfermedad de Crohn o la colitis ulcerosa, tienen más probabilidades de albergar en su organismo una infección moderada que aún no han sido capaces de superar totalmente. Existen evidencias muy convincentes de que una infección causada por el virus del sarampión provoca la IBD, o al menos es un factor que contribuye a su aparición. En un estudio participaron 36 pacientes con la enfermedad de Crohn, 22 enfermos de colitis ulcerosa y 89 personas sin síntomas de IBD (controles). Un total de 28 de los 36 pacientes de la enfermedad de Crohn (78%) y 13 de los 22 enfermos de colitis ulcerosa (59%) dieron positivo en las pruebas del virus del sarampión, en comparación con solo 3 de los 89 controles (3,3%).[32]

UNO DE LOS SUPLEMENTOS ALIMENTICIOS MÁS POTENTES

Soy enfermera y tengo un centro alternativo de salud natural en Missouri. El aceite de coco virgen es un producto fundamental que utilizo en el tratamiento de todos mis clientes. Es uno de los suplementos más potentes que conozco (trabajo en el campo de la salud desde hace treinta años y con terapias naturales desde hace veinte) y creo que es muy eficaz para todo tipo de organismos y grupos sanguíneos. Sin embargo, soy muy precavida al utilizarlo porque es muy potente y tiene la capacidad de desintoxicar el cuerpo muy rápidamente. Algunos de mis clientes tuvieron que regular el tratamiento tomando inicialmente solo una cucharada de aceite y aumentando luego la dosis de forma gradual, porque la reacción de desintoxicación era más intensa de lo que podían tolerar. La mayoría de mis pacientes pueden ingerir de tres a cuatro cucharadas diarias desde el principio del tratamiento y los resultados son sorprendentes. Por ejemplo, fortalecimiento del sistema inmunológico, mayor nivel energético, estabilización del azúcar en sangre, mejor funcionamiento de la glándula tiroides, pérdida de peso, más claridad mental y mayor estabilidad emocional y mental. Además de ser un maravilloso suplemento alimenticio, es un alimento básico que debería reemplazar al resto de los aceites. No conozco ningún otro producto que cubra mejor las necesidades básicas –¡y además tiene un sabor delicioso!

MARIE D.

Los AGCM presentes en el aceite de coco eliminan la bacteria *H. pyloris* y el virus del sarampión. Si los síntomas característicos de la enfermedad de Crohn y de la colitis ulcerosa son provocados por estos u otros microorganismos, el aceite de coco puede ser muy beneficioso para el tratamiento de ambas dolencias. El consumo de dulces de coco para aliviar los síntomas de la enfermedad de Crohn puede parecer un poco raro y, sin embargo, ha sido comprobado científicamente. Pero las personas aquejadas por la enfermedad de

Crohn, colitis ulcerosa, úlceras estomacales o cualquier otro tipo de trastorno digestivo no tienen que comer necesariamente galletas de coco para aliviar sus síntomas, ya que cualquier comida preparada con aceite o leche de coco puede ser igualmente efectiva.

PREVENCIÓN Y TRATAMIENTO DEL SIDA

Después de más de dos décadas de investigación, la epidemia de sida todavía continúa afectando a la población. Se han desarrollado fármacos para demorar el progreso de la enfermedad pero, igual que ocurre con otros virus, todavía no se conoce una cura.

Uno de los campos de investigación más activos e interesantes sobre los AGCM es el tratamiento de las personas infectadas con el virus de inmunodeficiencia humana (VIH). Este, como cualquier otro microorganismo, tiene una membrana lípida que es vulnerable a los AGCM.

A comienzos de los años noventa los investigadores descubrieron que los ácidos grasos de cadena media, específicamente los ácidos láurico y cáprico, eran muy eficaces para eliminar el VIH en cultivos de laboratorio. Esto abrió la puerta a un posible tratamiento para el SIDA/VIH mucho más seguro que los medicamentos que se estaban utilizando hasta ese momento.

Uno de los problemas con los fármacos antivirales utilizados para combatir el VIH son sus efectos secundarios, entre ellos la pérdida de masa muscular, náuseas, vómitos, anorexia, supresión de la médula ósea, ulceraciones, hemorragias, erupciones cutáneas, fatiga y alteración de las funciones mentales. Otro problema es que el virus del sida puede desarrollar resistencia a los fármacos y, con frecuencia, llega a ser invulnerable a ellos. La combinación de resistencias virales específicas varía de paciente a paciente. Los médicos suelen aplicar un enfoque de ensayo y error mediante potentes cócteles de fármacos para combatir estas variedades resistentes de los supervirus. Sin embargo, cuantos más medicamentos se usan, mayor es el riesgo de que se produzcan efectos secundarios no deseados.

Los fármacos que se emplean normalmente en el tratamiento del VIH atacan el material genético del virus; los ácidos grasos de cadena media simplemente lo desarman. Los AGCM son muy semejantes a otros ácidos grasos que componen la membrana lípida del virus. Cuando este absorbe los AGCM, la membrana comienza a debilitarse hasta que finalmente se rompe, destruyendo el virus. Es improbable que el virus pueda desarrollar una inmunidad frente a este mecanismo, de manera que los AGCM pueden atacar y destruir cualquiera de las variedades del VIH, incluso cualquier supervirus genéticamente resistente a los fármacos.

Con el paso de los años muchas personas infectadas con el VIH han registrado un descenso de la carga viral (el número de virus presentes en la sangre) y una mejoría de su salud general después de consumir coco o beber leche de coco. Algunos incluso han indicado que sus cargas virales descendieron hasta niveles no detectables después de tomar este fruto durante unas pocas semanas.

El doctor Conrado Dayrit, profesor emérito de farmacología en la Universidad de Filipinas y expresidente de la Academia Nacional de Ciencia y Tecnología de Filipinas, estuvo a cargo del primer estudio clínico realizado para constatar la eficacia del aceite de coco en el tratamiento de pacientes con VIH.[33] En este estudio participaron 14 portadores del virus con edades comprendidas entre los veintidós y los treinta y ocho años, que fueron divididos en tres grupos. Ninguno de ellos había recibido ningún tratamiento previo. El tratamiento que se ensayaba en esta investigación comparaba la monolaurina (el monoglicérido del ácido láurico hallado en el aceite de coco y en el aceite de coco puro) de los componentes de los tres grupos. Uno de ellos (4 pacientes) recibió 22 gramos de monolaurina al día. Al segundo grupo (5 pacientes) se le administró 7,2 gramos de monolaurina. El tercer grupo (5 pacientes) ingirió tres cucharadas y media de aceite de coco. La cantidad de aceite de coco del tercer grupo contenía aproximadamente la misma cantidad de ácido láurico suministrada al primer grupo por medio de la monolaurina.

Al cabo de tres meses de tratamiento, se observó que la carga viral había descendido en 7 pacientes. Tras un periodo de seis meses, cuando el estudio ya había concluido, 9 de los 14 participantes tenían una carga viral menor (2 del primer grupo, 4 del segundo y 3 del tercero).[34] De todos ellos, 11 pacientes recuperaron peso y manifestaron una mejoría. Este estudio confirmó lo que algunos informes puntuales ya habían indicado sobre los efectos anti-VIH del aceite de coco, y además ofreció una evidencia clínica sólida de la eficacia de la monolaurina y del aceite de coco en la lucha contra el sida. Actualmente hay nuevas investigaciones en curso para estudiar de forma más exhaustiva el uso de la monolaurina y el aceite de coco en el tratamiento del sida/VIH.

Desafortunadamente, el hecho de que el aceite de coco y sus ácidos grasos derivados sean económicos y fáciles de conseguir ha impedido una mayor investigación sobre su utilización en el tratamiento del sida y otras enfermedades virales. A las compañías farmacéuticas no les interesa financiar las investigaciones de una sustancia natural y fácilmente disponible que no pueden proteger con una patente y cuya comercialización no les reportaría grandes beneficios. En la actualidad, el coste de las medicinas que más se utilizan para controlar el VIH de una sola persona puede alcanzar los 12.000 euros anuales. Si los cientos de miles de personas infectadas por este virus invierten esta cantidad aproximada cada año, puedes imaginar la enorme suma de dinero que se embolsan las empresas farmacéuticas. No debe sorprendernos que no estén a favor de apoyar un tratamiento que pone en peligro ese flujo de ganancias.

Las personas que padecen sida suelen tener deficiencias nutricionales e infecciones recurrentes. La resistencia a las infecciones disminuye a medida que la enfermedad progresa. Algunos microorganismos oportunistas aprovechan la situación para arraigarse rápidamente en el organismo, entre ellos el citomegalovirus, la cándida, el *cryptosporidium* y otros. Con el paso del tiempo el cuerpo resulta tan afectado por la infección que le es imposible sobrevivir. Los ácidos grasos del aceite de coco ofrecen la posibilidad de reducir la cantidad de VIH en sangre y de destruir otros microorganismos nocivos. La acción de estos ácidos grasos combinada con la capacidad del ácido láurico y de otros AGCM para mejorar la digestión y aumentar la producción de energía, da como resultado una mejoría de la salud en general.

Las investigaciones actuales sugieren que los individuos infectados por el VIH que presentan una gran carga viral evolucionan más rápidamente hacia el sida. Al reducir la carga viral hasta niveles no detectables, la posibilidad de que el paciente logre evitar la enfermedad aumenta considerablemente, a la par que se reducen las probabilidades de infectar a terceras personas.

Un estudio reciente realizado por investigadores de la Universidad Johns Hopkins demostró que el número de virus individuales presentes en cada persona determina en qué grado el VIH puede ser transmitido a terceros. El estudio descubrió que un paciente con 200.000 copias de virus (virus individuales por mm de sangre) tienen dos veces y media más probabilidades de propagarlo que una persona con solo 2.000 copias. Los investigadores no detectaron ninguna transmisión del virus por parte de personas infectadas que registraban menos de 1.500 copias.

Actualmente, algunos investigadores aconsejan a los individuos infectados con el VIH que consuman el equivalente a 24-28 gramos diarios de ácido láurico con el fin de reducir su carga viral de forma significativa. Esto representa alrededor de tres cucharadas y media (50 gramos) de aceite de coco.

¿Y qué significa todo esto para ti y para mí? Muchas cosas. A pesar de que aún se desconoce si algún día el ácido láurico podrá ofrecer una cura para el sida, se ha demostrado que reduce la carga del VIH en los individuos portadores, permitiéndoles llevar una vida más normal y reduciendo notablemente el riesgo de transmisión a otras personas. El ácido láurico podría también proteger, e incluso prevenir, la infección en alguien que consumiera una cantidad diaria suficiente de ácido láurico a través de su dieta y con una baja exposición al VIH.

Hoy en día la epidemia de sida se ha propagado por todo el mundo. Afecta a millones de personas y la cantidad de individuos infectados aumenta día a día. Aún no se ha encontrado ningún medio efectivo para detener esta plaga.

Pero el aceite de coco y el ácido láurico nos dan un poco de esperanza. Muchas personas temen infectarse con el virus, incluso aquellas que no tienen actividades de alto riesgo. El mero hecho de utilizar aceite de coco para preparar los alimentos a diario puede ofrecer una protección sustancial contra el VIH pero también contra el sarampión, los herpes, la gripe y docenas de otras enfermedades provocadas por diferentes virus.

Aumento de tamaño de la próstata

Cualquier hombre puede sufrir algún tipo de trastorno prostático a lo largo de su vida. El más común es la hiperplasia benigna prostática (HBP) o, lo que es lo mismo, el aumento de tamaño de la próstata. Casi la mitad de los hombres con edades comprendidas entre los cuarenta y los cincuenta y nueve años, y prácticamente el 90% de los que cuentan entre setenta y ochenta años de edad, tienen síntomas de HBP. El problema se ha agudizado hasta tal extremo que se considera una consecuencia inevitable del envejecimiento. Sin embargo, el agrandamiento de la próstata no es un simple resultado del envejecimiento; el estilo de vida y la dieta desempeñan una función importante. La HBP es un problema serio únicamente en los países occidentales. Los hombres que habitan en regiones menos prósperas del mundo, donde se producen y consumen alimentos locales, no padecen este trastorno con tanta frecuencia.

La causa exacta de la HBP es desconocida. La teoría más popular señala a la hormona masculina dihidrotestosterona (DHT) como responsable del problema. Se cree que a medida que envejecemos, una mayor cantidad de testosterona se convierte en DHT y esta se acumula en la próstata. La DHT fomenta el crecimiento de las células prostáticas, lo cual, a su vez, causa un aumento de tamaño de la próstata que comprime la uretra, el tubo a través del cual fluye la orina desde la vejiga, provocando una necesidad frecuente e imperiosa de orinar, especialmente por las noches. Debido a este proceso, es bastante frecuente que la próstata se inflame. A pesar de que esta inflamación no suele ser de origen canceroso, prepara el terreno para una posible evolución del cáncer.

Un tratamiento lógico para la HBP es bloquear la conversión de testosterona en DHT. La acción del fármaco Finasteride se basa en este principio y ha demostrado su eficacia. Existe una planta empleada como remedio popular que también parece bloquear el efecto tóxico de la formación excesiva de DHT: la palma enana americana. Esta planta subtropical se puede encontrar en las regiones del sudeste de Estados Unidos. Los nativos de Florida y los primeros colonos utilizaban las bayas de esta especie para preparar un remedio popular utilizado en el tratamiento de trastornos reproductivos, enfermedades urinarias y resfriados. En las mujeres, se ha empleado para aumentar la producción de leche y para aliviar los síntomas de las menstruaciones dolorosas.

Los estudios demuestran que las bayas de esta planta son muy efectivas para reducir los efectos de la HBP y además son muy seguras. En comparación con Proscar (un fármaco que se receta con frecuencia a pacientes aquejados de HBP), la palma enana americana ha demostrado ser más eficaz a la hora de reducir los síntomas de la próstata. Numerosos estudios han puesto de manifiesto la eficacia del extracto de palma enana americana en el 90% de los pacientes, generalmente en un período de cuatro a seis semanas. En contraste, el fármaco Proscar demostró ser efectivo para reducir los síntomas en menos del 37% de los enfermos que lo tomaron durante un año.[34] La palma enana americana no tiene efectos secundarios adversos. El Proscar, por el contrario, puede causar impotencia, disminución de la libido y defectos congénitos. La palma enana americana se ha ganado una reputación como tratamiento eficaz para la HBP, tanto entre los profesionales de la salud que aplican tratamientos tradicionales como entre los que se inclinan por la medicina alternativa.

Los efectos medicinales de esta planta se derivan esencialmente de los ácidos grasos presentes en sus bayas.[35] Es interesante destacar que pertenece a la familia de las palmeras y, por lo tanto, las bayas son parientes del coco. Muchos de los ácidos grasos que se encuentran en las bayas son AGCM similares a los del coco. El doctor Jon Kabara, experto en bioquímica de lípidos (grasas), sugiere que teniendo en cuenta que los ácidos grasos de las bayas de la palma enana americana inhiben la formación de la hormona DHT, debería suceder lo mismo con los ácidos grasos presentes en el aceite de coco. La conclusión que podemos extraer es que el aceite de coco debería ser igual de efectivo, o incluso más, que el extracto de palma enana americana en la prevención y el tratamiento de la HBP.

CÁNCER

Una de cada ocho mujeres tiene probabilidades de desarrollar un cáncer de mama. Entre los hombres, uno de cada nueve puede contraer cáncer de próstata. Una de cada tres personas en Estados Unidos pueden desarrollar algún tipo de cáncer a lo largo de su vida. Este es la segunda causa de mortalidad después de las afecciones cardíacas. No existe una cura segura para ninguna de estas dos enfermedades. Es bastante frecuente que el tratamiento sea tan perjudicial como la enfermedad. La mejor defensa es la prevención, ¡y es posible prevenir la mayoría de los diferentes tipos de cáncer!

Cada uno de nosotros tiene células cancerosas en el cuerpo. Y la razón por la cual no desarrollamos la enfermedad es gracias a la actividad del sistema inmunológico que destruye estas células renegadas antes de que se propaguen de forma incontrolada. En tanto el sistema inmunológico funcione adecuadamente, no tenemos que preocuparnos por el cáncer. El doctor Arthur I. Holleb, vicepresidente ejecutivo de Asuntos Médicos de la Sociedad Americana del Cáncer, afirma: «El cáncer solo se desarrolla cuando el sistema inmunológico es incapaz de destruir las células malignas».[36] En otras palabras, el cáncer solo afecta a individuos cuyo sistema inmunológico está tan estresado o debilitado que no consiguen desarrollar una defensa eficaz. El doctor Holleb no especificó que la eficacia del sistema inmunológico afectara únicamente al cáncer de pulmón o de mama y a la leucemia. Él se refirió a todas las clases de cáncer, lo que significa que si nuestro sistema inmunológico funciona perfectamente, la enfermedad no se desarrollará aunque estemos expuestos a sustancias cancerígenas. Un sistema inmunológico sano es, por lo tanto, un elemento clave en la prevención de cualquier tipo de cáncer.

Hay muchas cosas que se pueden hacer para mejorar la eficacia del sistema inmunológico y prevenir el cáncer, como por ejemplo tener una dieta sana, practicar ejercicio físico de forma asidua, reducir el estrés y descansar lo suficiente. También se pueden evitar los hábitos que fomentan la enfermedad, como fumar y consumir aceites vegetales deteriorados por la acción del calor. Como se destacó en el capítulo 2, los aceites vegetales procesados deprimen el sistema inmunológico, creando radicales libres que pueden producir cáncer. Otra cosa que puedes hacer para fortalecer tu sistema inmunológico es tomar aceite de coco de forma asidua. Su consumo, especialmente cuando sustituye a los demás aceites, puede reducir de modo significativo tus probabilidades de enfermar de cáncer.

Estamos constantemente rodeados por gérmenes nocivos, muchos de los cuales consiguen penetrar en nuestro cuerpo. Los glóbulos blancos combaten los microbios invasores y limpian las células enfermas y cancerosas constantemente. Cuando la exposición a los gérmenes es excesiva o cuando el sistema inmunológico se halla muy sobrecargado, los glóbulos blancos se ven obligados a trabajar más. En estas condiciones, el organismo no es capaz de eliminar las células cancerosas que, como consecuencia, crecen y se desarrollan sin restricciones.

UNA MEJORÍA INCREÍBLE

Durante los últimos meses, he sufrido un insomnio persistente. No me gusta tomar medicamentos que me ayuden a dormir pero la situación era tan grave que finalmente le pedí una receta a mi médico de cabecera. A pesar de tomar la medicación, todavía era incapaz de dormir bien (¡y solo la había tomado en dos ocasiones anteriores!). Únicamente conseguí conciliar el sueño entre las dos y las cuatro de la mañana y, además, al día siguiente me encontraba tan mal que decidí renunciar a resolver mi problema de esta forma y abandoné los somníferos. Desde que comencé a consumir coco he vuelto a dormir ocho horas y prácticamente ha desaparecido el dolor que sentía en las manos, las vértebras y las rodillas debido a la artritis. Todavía siento algunos pinchazos en el nudillo del dedo meñique de la mano derecha, pero sospecho que es porque se ha calcificado.

Casi me avergüenza hablar de esto porque no puedo creer que todos mis dolores hayan mejorado tanto por el mero hecho de consumir leche y aceite de coco. Me parece tan asombroso que a veces siento el temor de que reaparezcan mis problemas. Otro beneficio importante es que ya no padezco la irritabilidad crónica que me mortificó durante mucho tiempo y que me llevó a pensar que mi carácter había cambiado. Solo puedo atribuir esta mejoría increíble al aceite de coco, pues es el único cambio que he introducido en mi vida.

RHEA L.

Las propiedades antimicrobianas de los AGCM del aceite de coco ayudan al cuerpo a eliminar los gérmenes que causan enfermedades, aliviando así la sobrecarga del sistema inmunológico. Los ácidos grasos de cadena media se ocupan de eliminar muchos de los microbios invasores. Cuando hay menos gérmenes nocivos en el organismo, los glóbulos blancos están libres para detectar y destruir las células cancerosas. De este modo, el aceite de coco ayuda al cuerpo a defenderse de los gérmenes por sí mismo permitiendo que los glóbulos blancos se centren en su tarea de limpiar toxinas y células cancerosas. Por lo tanto, el beneficio principal del aceite de coco en la lucha contra el cáncer es reducir el estrés del sistema inmunológico, lo cual, a su vez, aumenta la eficacia de la función de los glóbulos blancos. Como consecuencia, las células cancerosas no pueden propagarse sin control.

El aceite de coco no solamente colabora con los glóbulos blancos sino que también puede formar parte activa en la lucha contra algunos tipos de cáncer. El doctor Robert L. Wickremasinghe, jefe de la división de serología del Instituto para la Investigación Médica de Sri Lanka, informa que el aceite de coco parece tener propiedades anticancerígenas. Los investigadores han demostrado que este aceite inhibe la inducción de agentes cancerígenos que causan tumores en el colon y en las glándulas mamarias de los animales de laboratorio.[37] Muchos aceites vegetales favorecen el cáncer porque se oxidan fácilmente y forman radicales libres. Los AGCM tienen un efecto parecido a los antioxidantes; previenen las reacciones de los radicales libres y pueden servir de protección, al menos en el caso del cáncer de mama y de colon.[38-40] De manera que si te preocupa la posibilidad de contraer esta enfermedad, deberías reemplazar los aceites que utilizas para preparar tus alimentos por aceite de coco.

MEJOR SALUD CON ACEITE DE COCO

El coco se ha utilizado como alimento y medicina durante siglos en muchas culturas de todo el mundo. La medicina tradicional lo emplea para tratar una amplia variedad de problemas de salud que abarca desde las quemaduras y el estreñimiento hasta la gonorrea y la gripe. Las modernas investigaciones médicas confirman ahora las propiedades curativas del aceite de coco para muchos de estos males. Durante las últimas décadas las investigaciones han demostrado que los ácidos grasos de cadena media presentes en el coco se digieren y metabolizan de un modo diferente al de otras grasas. Esta diferencia implica que el aceite tiene muchos beneficios para la salud que no pueden obtenerse de otras fuentes.

El aceite de coco se ha empleado en el tratamiento de los trastornos de absorción de alimentos, tanto en adultos como en niños, desde los años sesenta. Debido a sus propiedades metabólicas únicas, puede ayudar a perder peso y, como consecuencia, reducir el riesgo de padecer muchos trastornos de salud vinculados a la obesidad. Entre las personas que consumen diariamente aceite de coco se registra una incidencia menor (o ausencia) de enfermedades cardiovasculares, lo cual puede indicar su utilidad en la lucha contra las enfermedades cardiovasculares y la arteriosclerosis.

Los efectos antimicrobianos del aceite de coco reducen la sobrecarga del sistema inmunológico, permitiendo que funcione más eficazmente. Cuanto más fuerte sea el sistema, más capaz será tu cuerpo de defenderse por sí mismo de cualquier tipo de enfermedades, sean infecciosas o degenerativas.

Por su resistencia a la formación de radicales libres y su capacidad para colaborar con el sistema inmunológico, el aceite de coco puede ser muy útil en la prevención o el tratamiento de una gran variedad de trastornos, muchos de los cuales no se han comentado en este libro. Casi todos los días me entero de nuevos beneficios para la salud que puede reportarnos este producto. Hace poco tiempo uno de mis pacientes me habló de un tratamiento para las cataratas que había conocido a través de un libro escrito por el afamado naturópata John Heinerman. El autor aconsejaba verter en los ojos varias gotas de leche de coco[*] procedente de un coco fresco, luego tumbarse y aplicar paños húmedos, tibios y bien escurridos sobre ellos durante diez minutos. Mi paciente lo probó y me comunicó que había funcionado. De acuerdo con la información ofrecida en el libro, una sola aplicación es suficiente para observar una mejoría importante.

Los investigadores médicos y los profesionales de la salud están descubriendo nuevos beneficios asociados con el aceite de coco. Actualmente varias clínicas en Estados Unidos están ensayando la eficacia de un suplemento dietético compuesto por monolaurina, un derivado del aceite de coco. Los médicos han obtenido resultados extraordinarios con sus pacientes. Tomemos el caso de una mujer que había tenido quistes ováricos durante veinte años antes de empezar a tomar el suplemento. Al cabo de un mes los quistes comenzaron a reducirse hasta que, finalmente, desaparecieron.[41]

Otro ejemplo es el caso de un hombre que había sufrido hepatitis C durante dos décadas antes de comenzar a consumir el suplemento alimentario. Después de seis meses de tratamiento, su carga viral disminuyó desde un millón hasta niveles no detectables. No volvió a necesitar oxígeno para respirar. Sus enzimas hepáticas volvieron a ser normales y pudo abandonar su silla de ruedas y llevar una vida normal.

Los investigadores han descubierto que el aceite de coco puede ser de gran ayuda en el tratamiento de los problemas

---

* El líquido de un coco fresco se conoce como «agua de coco» y es diferente a la leche de coco que se vende en las tiendas de alimentación. Lo que este paciente utilizó para curar las cataratas fue el agua de coco.

renales y de la vejiga. Por ejemplo, el resultado de un estudio en el que se indujeron fallos renales en los animales de laboratorio fue que se observaron menos lesiones graves en aquellos que habían consumido aceite de coco y, además, estos sobrevivieron más tiempo.

BENEFICIOS PARA LA SALUD DERIVADOS DEL ACEITE DE COCO

Las investigaciones y las observaciones clínicas han puesto de relieve que los ácidos grasos de cadena media, como los que contiene el aceite de coco, pueden ofrecernos una amplia gama de beneficios para la salud. Algunos de ellos se resumen a continuación:

➤ Eliminan los virus que causan la mononucleosis, la gripe, la hepatitis C, el sarampión, los herpes, el sida y otras enfermedades

➤ Acaban con las bacterias que provocan la neumonía, el dolor de oídos, las infecciones de garganta, la caries dental, la intoxicación alimentaria, las infecciones del tracto urinario, la meningitis, la gonorrea y docenas de otras enfermedades

➤ Destruyen los hongos y las levaduras que causan la cándida, la tiña inguinal, el pie de atleta, la tiña, la dermatitis del pañal, las aftas orales o muguet y otras infecciones

➤ Colaboran en la expulsión de la tenia o lombrices, eliminan piojos, giardia y otros parásitos

➤ Ofrecen una fuente nutricional que produce energía rápidamente

➤ Promueven la energía y la resistencia, mejorando el rendimiento físico y atlético

➤ Mejoran la digestión y la absorción de aminoácidos y vitaminas solubles en grasas

➤ Optimizan la secreción de insulina y la utilización de la glucosa en sangre

➤ Alivian la sobrecarga del páncreas y los sistemas enzimáticos del organismo

➤ Reducen los síntomas asociados con la pancreatitis

➤ Ayudan a aliviar los síntomas y reducen los riesgos para la salud asociados con la diabetes

- Disminuyen los problemas relacionados con el síndrome de malabsorción y la fibrosis quística
- Mejoran la absorción del calcio y del magnesio, y colaboran con el desarrollo de huesos y dientes fuertes
- Ayudan a protegerse contra la osteoporosis
- Contribuyen a aliviar los síntomas de las enfermedades de la vesícula biliar
- Alivian el dolor y la irritación causados por las hemorroides
- Atenúan los síntomas vinculados con la enfermedad de Crohn, la colitis ulcerosa y las úlceras estomacales
- Reducen la inflamación crónica
- Colaboran en el proceso de curación y reparación de los tejidos
- Colaboran con las funciones del sistema inmunológico
- Ayudan a proteger al organismo del cáncer de mama, de colon y otros tipos de cáncer
- Son sanos para el corazón, no aumentan el colesterol en sangre ni la adherencia plaquetaria
- Ayudan a prevenir enfermedades cardiovasculares, aterosclerosis y derrame cerebral
- Ayudan a prevenir la tensión sanguínea alta
- Ayudan a prevenir las enfermedades periodontales y las caries
- Protegen al organismo de los dañinos radicales libres, que promueven el envejecimiento prematuro y las enfermedades degenerativas
- No agotan las reservas antioxidantes del cuerpo, a diferencia de otros aceites
- Mejoran la utilización de los ácidos grasos esenciales y los protege de la oxidación
- Ayudan a aliviar los síntomas asociados con el síndrome de fatiga crónica
- Alivian los síntomas asociados con la hiperplasia prostática benigna (agrandamiento de la próstata)
- Reducen los ataques epilépticos
- Protegen contra las enfermedades renales y las infecciones de la vejiga
- Ayudan a prevenir las enfermedades hepáticas
- Son más bajos en calorías que todas las demás grasas
- Colaboran con las funciones de la glándula tiroides
- Promueven la pérdida del exceso de peso al aumentar la tasa metabólica

- ➤ El cuerpo los utiliza para producir energía y no para almacenar grasa corporal, como sucede con otras grasas dietéticas
- ➤ Ayudan a prevenir la obesidad y los problemas de sobrepeso
- ➤ Aplicados tópicamente, ayudan formar una barrera química sobre la piel para protegerla de las infecciones
- ➤ Reducen los síntomas asociados con la psoriasis, los eczemas y la dermatitis
- ➤ Colaboran con el equilibrio químico natural de la piel
- ➤ Suavizan la piel y ayudan a solucionar la sequedad y la descamación
- ➤ Previenen las arrugas, las manchas de la edad y la flaccidez
- ➤ Promueven la salud del cutis y del cabello
- ➤ Ayudan a controlar la caspa
- ➤ Protegen de los efectos dañinos de los rayos ultravioleta
- ➤ Ayudan a sentirte mejor y tener un aspecto más juvenil
- ➤ Al ser resistentes a la oxidación, tienen una vida útil prolongada
- ➤ No forman subproductos nocivos cuando se calientan a temperaturas normales de cocción
- ➤ No tienen efectos secundarios perniciosos ni incómodos
- ➤ No son tóxicos para las personas

Los investigadores concluyeron que el aceite de coco puede proteger los riñones.[42] Debido a sus efectos antimicrobianos, también podría ser muy ventajoso para muchas infecciones renales y de la vejiga. Una mujer me consultó recientemente porque esa misma mañana había descubierto que tenía una infección en la vejiga. Le hablé del aceite de coco y de inmediato comenzó a consumirlo por vía oral. Sin ningún otro tratamiento, la infección desapareció por completo al cabo de dos días.

Los investigadores también han descubierto que el aceite de coco se puede utilizar en el tratamiento de la epilepsia. Se ha demostrado que cuando se añade a la dieta, los AGCM que contiene pueden reducir los ataques epilépticos de los niños.

D. L. Ross, de la Facultad de Medicina de la Universidad de Minnesota, demostró que la frecuencia de los ataques se redujo más de un 50% en dos tercios de los niños que participaron en su estudio y que estuvieron bajo tratamiento durante un periodo de diez semanas.[43] ¡Qué alimento tan sano! Estoy seguro de que se descubrirán muchos más beneficios para la salud derivados del aceite de coco, a medida que este prodigio de la naturaleza se utilice de un modo más generalizado. Es increíble que todavía haya algunas personas que, por ignorancia, sigan criticando el aceite de coco con la convicción de que es perjudicial para la salud. Si conocieran las evidencias científicas, no se dejarían engañar por la publicidad tendenciosa. Es de esperar que la información de este libro sirva para que los médicos, los dietistas y el público en general conozcan los milagros curativos del aceite de coco.

– 8 –

Una forma natural de mejorar la salud

La utilización del aceite de coco puede marcar una diferencia sustancial en tu vida. Si tienes sobrepeso, te ayudará a eliminar la grasa corporal y también será muy útil si tienes problemas digestivos. El aceite de coco puede lograr que te sientas bien y que tengas un aspecto más juvenil, proporcionarte más energía y protegerte de infecciones y enfermedades. También colabora en la prevención de muchos trastornos degenerativos como las enfermedades cardiovasculares y el cáncer. El aceite de coco es uno de los tónicos para la salud más extraordinarios de la naturaleza.

No es necesario que introduzcas cambios drásticos en tu vida cotidiana para empezar a disfrutar de los beneficios del coco. De hecho, puedes incorporarlo mediante tres pasos muy sencillos:

1. Utiliza aceite de coco para preparar tus comidas y descarta los demás aceites vegetales.
2. Consume con frecuencia coco y sus productos derivados en la dieta.
3. Aplica el aceite de coco directamente sobre tu piel y cabello para que tu cuerpo absorba sus propiedades curativas.

Este capítulo te enseñará a incorporar el aceite de coco y otros productos derivados de él a tu vida cotidiana. El siguiente contiene varias recetas que incluyen coco y su aceite con el fin de darte ideas para que comiences a utilizar este producto en tu vida diaria. Pero, en primer lugar, debes conocer cuáles son las mejores fuentes de aceite de coco y qué cantidad exacta necesitas para beneficiarte de todas sus propiedades curativas.

FUENTES DE ACEITES TROPICALES

Para beneficiarnos de las propiedades maravillosas de los AGCM, debemos consumir alimentos que los contengan. Las únicas fuentes dietéticas importantes de estos ácidos grasos son la leche entera, la mantequilla y, en particular, los aceites de coco y palmiste. La grasa de la leche de vaca contiene una pequeña cantidad de ellos, pero la mayoría de los productos lácteos de hoy en día, incluida la leche, son bajos en grasa o desnatados y no contienen ninguno de estos ácidos grasos tan beneficiosos para la salud. La mantequilla solo tiene alrededor de un 6%. Las mejores fuentes de AGCM son los aceites tropicales. El de palmiste contiene un 58%, pero el único sitio donde puedes encontrarlo es como ingrediente en unos pocos alimentos preparados comercialmente. El aceite de coco contiene en torno a un 63% de AGCM y el coco fresco o seco, un 33%. El porcentaje de grasas de la leche de coco va de un 17 a un 24%. De modo que los productos derivados del coco (la leche, el aceite y la carne) son, con diferencia, las fuentes dietéticas más ricas en AGCM rápidamente disponibles.

LOS ACEITES TROPICALES

Los aceites de coco, de palma y de palmiste se conocen como aceites tropicales y proceden de diferentes especies de palmeras. Tienen características similares cuando se usan para preparar alimentos, aunque su contenido nutricional y en ácidos grasos es ligeramente diferente. Todos los aceites tropicales son ricos en valiosos nutrientes y en ácidos grasos que promueven la buena salud. A diferencia de la mayoría de los demás aceites vegetales, los tropicales están compuestos esencialmente por ácidos grasos saturados. Su singularidad —en especial el de coco y el de palmiste— es que sus ácidos grasos saturados pertenecen a la variedad de cadena media y tienen un efecto muy provechoso para la salud.

El aceite de palma y el de palmiste son dos aceites diferentes que proceden de la misma especie de palmera, la palma aceitera o palma de aceite. Uno de ellos se extrae de la semilla y el otro de la pulpa que la contiene. El aceite de palma se obtiene de la pulpa o parte carnosa de la fruta mediante calor, vapor o presión. A diferencia de otros aceites tropicales, solo contiene una pequeña cantidad de AGCM. El de palmiste se extrae de la semilla del fruto de la palma. El núcleo de la semilla tiene un diámetro aproximado de 2,5 cm y parece un coco en miniatura. El aspecto de ambos aceites es bastante diferente. El de palma tiene un color naranja oscuro, que se debe a la alta concentración de betacaroteno y otros carotenoides. El de palmiste, igual que el de coco, se obtiene de la carne blanca que hay en el interior de la cáscara de la semilla y es de color blanco.

El aceite de coco se comercializa normalmente para uso culinario y su popularidad está aumentando rápidamente porque es la fuente natural más rica de los beneficiosos AGCM. Se puede comprar en la mayoría de las tiendas de alimentación sana y también a través de Internet.

En la mayoría de los países occidentales, el aceite de palmiste, muy similar al de coco, no está al alcance del consumidor medio. Por lo general, se utiliza más en la industria alimentaria. El de palma está ganando popularidad como aceite de cocina, tanto en los hogares como en los restaurantes. Este aceite, en especial el aceite virgen o aceite de palma rojo, tiene muchas ventajas para la salud, aunque estas difieren de las que ofrecen los aceites de coco y de palmiste. Para conocer más profundamente los beneficios que el aceite de palma reporta a la salud, recomiendo leer mi libro *The Palm Oil Miracle* (El milagro del aceite de palma). Algunas empresas lo empiezan a comercializar como una grasa no hidrogenada libre de ácidos grasos trans, que se presenta como una alternativa sana al aceite de soja hidrogenado. El aceite de palma rojo y la grasa vegetal de palma se pueden adquirir en tiendas de alimentos sanos y a través de Internet.

ACEITE RBD Y ACEITE DE COCO VIRGEN

El aceite de coco se extrae de la semilla de una especie de palmera diferente a la que produce los aceites de palma y palmiste, la palma de coco o cocotero. La extracción del aceite de coco es un proceso relativamente sencillo debido al rico contenido en grasas (33%) de los frutos. Este aceite ha sido la fuente principal de grasa vegetal durante miles de años para los pueblos que habitan en las regiones tropicales.

La forma tradicional de extraer el aceite de un coco fresco o seco es por ebullición o fermentación. El aceite se separa de la carne del coco cuando se alcanza el punto de ebullición y flota hacia la superficie, desde donde se puede retirar fácilmente. La fermentación permite que el agua y el aceite se separen naturalmente. Luego se extrae el jugo o «leche» del coco y se deja fermentar entre veinticuatro y treinta y seis horas. Durante este tiempo, el aceite se separa del agua. El aceite extraído se somete ligeramente a la acción del calor durante un breve periodo de tiempo hasta que se evapore toda la humedad. Este calor no es perjudicial porque el aceite es muy estable, incluso cuando las temperaturas son moderadamente altas.

El aceite de coco se procesa por medio de muchos métodos diferentes que afectan a la calidad, la apariencia, el sabor y el aroma del producto final. Normalmente se divide en dos amplias categorías: RBD y virgen. La diferencia entre ambos depende del tipo de procesamiento. RBD significa «refinado, blanqueado y desodorizado». El término «virgen» indica que el aceite se ha sometido a un proceso de refinado menos intenso —a temperaturas más bajas y sin utilizar productos químicos.

El aceite RBD se prepara normalmente a partir de la pulpa seca del coco, conocida como copra. La copra se puede obtener secando el coco al sol, ahumándolo o calentándolo en un horno, y también mediante una combinación de estos procedimientos. El aceite a base de copra es el aceite de coco más comúnmente utilizado en la industria alimentaria y cosmética. A pesar de que para producir este aceite se utilizan altas temperaturas y ocasionalmente disolventes químicos, sigue siendo un aceite dietético sano porque los ácidos grasos que contiene el aceite de coco no se deterioran en el proceso de refinado. El aceite RBD suele ser incoloro, insípido e inodoro. Muchas personas lo prefieren para todos los usos culinarios y para el cuidado corporal porque no afecta al sabor de los alimentos ni deja olor sobre la piel.

El aceite de coco virgen se prepara a partir de cocos frescos, y nunca de copra. Se extrae por medio de diversos métodos —ebullición, fermentación, refrigeración, presión mecánica o centrifugación—. Como no se usan altas temperaturas ni disolventes químicos, el aceite retiene los fitoquímicos (sustancias químicas vegetales) que producen el sabor y olor característicos del coco.

El aceite de coco virgen preparado a partir de coco fresco es de color blanco cuando se solidifica, o transparente y cristalino en estado líquido. Aunque el aceite RBD a menudo tiene un color amarillo muy claro, también puede ser tan blanco y transparente como un aceite virgen. Del mismo modo, algunos aceites vírgenes pueden presentar un tono ligeramente amarillento, resultado del calor utilizado durante el proceso de elaboración. Un aceite virgen procesado en frío debe ser completamente blanco o transparente y no presentar una coloración amarillenta. No siempre es posible distinguir a simple vista el aceite RBD del aceite de coco virgen porque pueden tener una apariencia muy semejante. La forma de diferenciarlos es a través del olor y del sabor. Los aceites RBD son insípidos mientras que el aceite de coco virgen tiene un sabor y un aroma a coco deliciosamente suaves.

Existen algunos aceites que pueden recibir la denominación de «virgen»; se obtienen de la copra que se deja secar al sol y no del coco fresco. Se los conoce con el nombre de aceites de Cochín y están menos procesados que la mayoría de los aceites RBD. Esto no significa que sean más naturales; en realidad, son de inferior calidad. Su denominación procede de una localidad de la India, Cochín, donde el aceite de copra es muy barato y popular. Estos aceites tienen un olor y un sabor intensos y a menudo están ligeramente decolorados. El aceite de Cochín se usa principalmente en la fabricación de jabones y cosméticos. En los mercados asiáticos se vende como aceite de cocina.

El aceite de coco se comercializa en envases de distintos tamaños. Los más comunes son tarros de 350 ml a 450 ml. Yo lo compro por litros. La gente suele preguntarme qué tipo o marca de aceite debería usar. La respuesta es muy simple. Debes comprar el que te parezca más rico. Existe una enorme diferencia de sabor entre ellos, de modo que puedes probar diferentes marcas hasta encontrar la que más te guste. Si vas a utilizar el aceite con frecuencia, te interesa elegir uno que te resulte muy apetecible. A las personas que no les gusta sentir el sabor del coco en todos sus alimentos, les recomiendo comprar las marcas más insípidas. Personalmente me encanta el sabor del coco, y adoro el aroma y el sabor delicado del aceite de coco virgen. Cuesta un poco más que los otros pero merece la pena. Algunas marcas de aceite tienen un perfume muy intenso. A mí no me llaman mucho la atención pero a algunas personas les encanta.

¿QUÉ CANTIDAD DE ACEITE DE COCO NECESITAS?

Los investigadores todavía tienen que determinar con precisión qué cantidad diaria de aceite de coco es necesaria para obtener los mayores beneficios para la salud. No obstante, si nos basamos en la cantidad de AGCM hallados en la leche materna —conocida por su valor nutritivo y su capacidad de fortalecer al bebé y protegerlo de enfermedades— podemos estimar la cantidad adecuada para los adultos. Un adulto de tamaño medio necesitaría tres cucharadas y media diarias (50 gramos) de aceite de coco para igualar la proporción de AGCM que ingiere un bebé lactante. La misma cantidad de AGCM se puede obtener de unos 300 ml de leche de coco o de unos 150 gramos de coco crudo (aproximadamente la mitad de un coco entero).

COMPARACIÓN DE DOSIS DIARIAS

La cantidad de ácidos grasos de cadena media que se considera necesaria para tener buena salud se puede obtener de varios productos derivados del coco. Los que se enumeran a continuación contienen prácticamente la misma cantidad de AGCM.

3½ cucharadas (50 g) de aceite de coco puro

150 g de carne de coco fresca (alrededor de la mitad de un coco)

80 g de coco seco rallado

300 ml de leche de coco

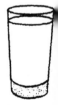

Los estudios han demostrado que los efectos antimicrobianos de los AGCM son acumulativos, de manera que cuantos más haya en nuestro cuerpo, mayor será nuestra protección contra las infecciones.[1] Un consumo mayor de AGCM proporcionaría más beneficios para la salud, no solo como forma de prevenir las enfermedades sino también para mejorar la digestión y la absorción de nutrientes, protegernos contra las enfermedades cardiovasculares, etc.

El aceite de coco no es tóxico para las personas.[2] La Administración de Alimentos y Medicamentos lo ha incluido en su lista de alimentos generalmente reconocidos como seguros. Esta es una lista exclusiva en la que se incluyen únicamente los alimentos que han pasado controles estrictos y tienen antecedentes de uso seguro. Sabemos que las poblaciones de determinadas islas consumen grandes cantidades de aceite de coco (hasta diez cucharadas diarias) y gozan de excelente salud. Eso es mucho más de lo que consumirías normalmente, de manera que no tienes que preocuparte por la posibilidad de sobrepasar la cantidad recomendada. Diversos estudios clínicos han demostrado que es completamente seguro consumir hasta 1 gramo de producto por cada kilogramo de peso corporal.[3] Para una persona que pesa 68 kilos, equivaldría a cinco cucharadas, mientras que una persona de 90 kilos podría tomar hasta seis cucharadas y media.

Yo recomendaría a los adultos que tomaran entre dos y cuatro cucharadas diarias de aceite de coco. Esta dosis se podría alcanzar utilizando el aceite para preparar los alimentos, tomándolo como suplemento o aplicándolo directamente sobre la piel. La forma más agradable y apetitosa de conseguir esta dosis diaria es incorporarlo en la cocina.

COCINAR CON ACEITE DE COCO

El primer paso para añadir AGCM a tu dieta sin aumentar la ingesta total de grasas es reemplazar los aceites de cocina que utilizas actualmente por aceite de coco. Elimina por completo de tu dieta la margarina, la manteca hidrogenada y cualquier otro tipo de aceites y grasas vegetales hidrogenados. Puedes utilizar aceite de oliva y mantequilla, pero te aconsejo que optes por el de coco siempre que sea posible. En el capítulo 9 he incluido varias recetas para iniciarte en el uso de este aceite. Al tratarse principalmente de una grasa saturada, el calor no produce una sopa de radicales libres como suele suceder con otros aceites vegetales. Puedes tener la seguridad total de que cuando consumes este aceite no estás perjudicando tu salud. Todas las investigaciones realizadas hasta el momento coinciden en afirmar que el de coco es el más sano de los aceites para todo uso.

El aceite de coco se derrite aproximadamente a 24 ºC y se convierte en un líquido transparente con un aspecto similar al de otros aceites vegetales. Por debajo de esta temperatura se solidifica y adquiere un aspecto cremoso y blanco. Con una temperatura ambiente moderada tiene una textura espesa y suave, motivo por el cual a veces se denomina mantequilla de coco. Puedes untar el pan con aceite de coco para reemplazar a la mantequilla o a la margarina. Algunas marcas tienen un sabor delicado y agradable que lo convierten en un excelente producto para untar. Si disfrutas con el sabor de la mantequilla, puedes preparar un alimento aún más sabroso batiendo la misma cantidad de mantequilla y de aceite de coco. A temperatura ambiente normal este aceite tiene una consistencia mantecosa, razón por la cual no se suele utilizar como aliño para ensaladas. El aceite de oliva es más reco- mendable para las ensaladas porque es muy sano cuando se utiliza frío o a temperatura ambiente. Me gusta mezclarlo con aceite de coco para aderezar las ensaladas. Combinado con aceite de oliva, el de coco permanece en estado líquido y se disuelve muy bien en las ensaladas.

El aceite de coco tiene un «punto de humo» moderado, de manera que cuando cocines los alimentos debes mante- ner la temperatura inferior a 175 ºC. A esta temperatura se puede cocinar prácticamente cualquier cosa, incluso saltear verduras. Si no tienes un medidor de temperatura a mano, te darás cuenta de inmediato cuando superes los 175 ºC por- que el aceite comenzará a producir humo. Cuando hornees panes, magdalenas (*muffins*) o platos que incluyan aceite de coco, debes fijar la temperatura del horno a más de 175 ºC porque la humedad de los ingredientes mantiene la tempera- tura por debajo de los 100 ºC en el interior del plato.

No necesitas ninguna instrucción ni receta especial para usar el aceite de coco. Limítate a preparar tus propias recetas utilizándolo en lugar de otras grasas como la mantequilla, la manteca hidrogenada, la margarina o el aceite vegetal. La ma- yoría de las marcas de aceite de coco de buena calidad tienen un sabor muy suave y se pueden emplear en cualquier tipo de comidas. Pruébalo cuando prepares galletas, *muffins*, tartas, pastelillos de manzana y también la mezcla para los crepes. Es muy conveniente para las frituras o para cualquier comida preparada en una cacerola o sartén. Puedes condimentar el arroz, la pasta o las verduras con una mezcla de mantequilla y coco derretidos en vez de usar únicamente mantequilla o salsa de nata.

No hay nada mejor que el aceite de coco para las frituras pues los alimentos absorben menos cantidad de grasa que cuando utilizas otros aceites; además, no salpica tanto y se puede usar varias veces. En general, no suelo recomendar los alimentos fritos porque la mayoría de los aceites vegetales se tornan tóxicos, pero las frituras pueden ser nutritivas si se preparan con aceite de coco siempre que no se recaliente. Recuerda que debes controlar la temperatura para que no produzca humo. Cualquier aceite recalentado, incluido el de coco, origina subproductos tóxicos.

También puedes añadir aceite de coco a cualquier tipo de bebida caliente, entre ellas el té, el café, el chocolate caliente, el ponche de huevo, la sidra caliente e incluso el zumo tibio de hortalizas. Tiene un sabor muy rico cuando se mezcla con la leche tibia e incluso con el jugo V8.[*] Prepara la bebida de la forma habitual y agrega una cucharada de aceite de coco, removiendo cuidadosamente. La bebida debe estar lo suficientemente caliente como para que el aceite de coco se mantenga en estado líquido (24 grados o más). El aceite es menos denso que el agua y por ello no se mezcla bien con la mayoría de las bebidas y tiende a subir a la superficie. Esto es normal. Lo único que debes hacer es removerlo justo antes de beber. No tiene sabor aceitoso. Esta es una de las formas más rápidas y fáciles de añadir aceite de coco a tu dieta.

El aceite de coco es muy estable y no es necesario guardarlo en la nevera. Se mantendrá en buen estado durante dos a tres años. Si lo guardas en un lugar fresco, incluso más. He leído que en cierta ocasión se analizó un aceite de coco que

---

* N. de la T.: V8 es un jugo natural sin conservantes que contiene tomate, zanahoria, apio, remolacha, perejil, lechuga, berro y espinaca.

había permanecido en una estantería durante quince años; todavía no se había oxidado y estaba en perfectas condiciones para utilizarlo. Suelo comprar varias botellas y guardar una de ellas en la nevera porque prefiero usar el aceite solidificado en vez de en estado líquido. Me resulta más fácil retirar una pequeña cantidad con una cuchara o un cuchillo cada vez que lo necesito. En estado líquido es más fácil derramarlo, o que gotee. Cuando necesito aceite líquido solo tengo que calentarlo un poco en una sartén o colocar la botella dentro de una cacerola con agua caliente durante algunos minutos. Si hace calor, simplemente dejo la botella sobre la encimera de la cocina hasta que se derrita.

CONSUMIR COCOS Y SUS PRODUCTOS DERIVADOS

Además del aceite de coco puro, podemos consumir directamente el fruto, la nuez del fruto y la leche de coco, que nos garantizan un aporte importante de esta grasa tan saludable. La carne de coco fresco tiene alrededor de un 33% de aceite; 200 gramos de coco fresco proporcionan alrededor de tres cucharadas y media de aceite, lo mismo que 300 ml de leche de coco. Cuanto mayor sea la cantidad que añadas a tu dieta, mayores beneficios obtendrás. Incluir coco en tus recetas puede implicar un consumo significativo de este tipo de grasa tan conveniente para la salud.

Coco fresco y seco

El coco fresco y seco es una buena fuente de fibra y esta, como todos sabemos, tiene una función muy importante en el proceso de la digestión. Una taza de coco seco rallado o troceado aporta 9 gramos de fibra, es decir, una cantidad entre tres y cuatro veces superior a la mayoría de las frutas y hortalizas. Por ejemplo, el brócoli contiene solo 3 gramos de fibra por taza y la col cruda únicamente 2 gramos por taza. En una taza de pan blanco hay 1 gramo de fibra. Además, el coco tiene la misma cantidad de proteínas que una ración igual de judías verdes, de zanahorias y de la mayoría de las hortalizas. Contiene las vitaminas B_1, B_2, B_3, B_6, C, E y ácido fólico, y los minerales calcio, hierro, magnesio, fósforo, potasio, sodio y cinc, entre otros.

En general, el coco que podemos adquirir en las tiendas de alimentación es coco seco rallado. El contenido de humedad del coco seco disminuye desde el 52% de los cocos frescos a prácticamente un 2,5%. El contenido en grasas y el valor nutricional del coco fresco y del seco son muy semejantes. Como las grasas saturadas son muy resistentes a la oxidación y, por lo tanto, al deterioro, el coco rallado se mantiene en buen estado durante meses mientras que el fresco se deteriora en cuestión de días.

El coco fresco es delicioso para tomar como aperitivo y también para uso culinario. Es muy recomendable comprar cocos enteros frescos aunque, desafortunadamente, no tienes forma de saber lo fresco que es el fruto. Un coco joven y fresco se conservará en buenas condiciones durante varias semanas, pero uno más maduro podría estar en mal estado el mismo día que lo compras. Sacúdelo para comprobar que todavía contiene agua en su interior; de lo contrario, deberás descartarlo. Los tres ojos del fruto deben estar intactos y no presentar ninguna grieta ni signos de moho.

Antes de abrir el coco debes extraer el líquido. Utiliza un picahielos para hacer un agujero en dos de los tres ojos.

Uno de los ojos está recubierto por una membrana delgada que es relativamente blanda y fácil de perforar; la encontrarás fácilmente. Los otros dos requieren un poco más de fuerza y acaso necesites usar un martillo y un clavo. Una vez perforada la cáscara, vierte el líquido en un vaso antes de romper el coco.

La cáscara del coco es muy dura y a veces no resulta fácil abrirla. En los trópicos lo abren sujetándolo con una mano y asestándole un fuerte golpe con un cuchillo grande o un machete. Si se golpea directamente sobre la parte central —el ecuador del coco—, se partirá en dos mitades prácticamente iguales.

Yo prefiero romperlo en varios trozos, así que utilizo un martillo y golpeo el fruto sin piedad hasta que la cáscara se rompe. Esto me permite retirar fácilmente la carne de cada trozo. Se requiere mucha fuerza para romper la cáscara del coco, de manera que la encimera de tu cocina quizás no sea el mejor lugar para hacerlo. El sitio más seguro es un suelo de cemento o de algún otro material resistente. Otro método consiste en extraer la leche de coco y luego colocar el fruto en el horno a una temperatura de 175 ºC durante unos veinte minutos. Esto ablanda la cáscara, y entonces es más fácil abrirla para extraer la carne.

Una vez que hayas abierto la cáscara, debes retirar la carne de cada uno de los trozos. La parte que estaba en contacto con la cáscara está recubierta por una membrana fibrosa de color marrón. Puedes consumir la carne con la piel o quitarla con un pelador de verduras. El coco ya está listo para consumir, ¡disfrútalo!

Debido a su elevado porcentaje de humedad, una vez que se ha abierto el coco y se ha extraído el líquido se debe guardar el fruto en la nevera y utilizar al cabo de pocos días antes de que se deteriore. El aceite presente en el coco fresco no impide la formación y el desarrollo de bacterias y moho. Las extraordinarias propiedades antimicrobianas del aceite de coco solo son efectivas en el interior de nuestro cuerpo.

Leche de coco

Otro producto muy conocido es la leche de coco. Hay que aclarar que la leche de coco no es el líquido que se produce de forma natural en el interior del fruto, al que se conoce como agua de coco. Los dos nombres se suelen confundir. La verdadera leche de coco es un producto que se obtiene de la carne. Se prepara mezclando agua con coco rallado, exprimiendo y extrayendo la pulpa hasta dejar solo el líquido. La leche de coco contiene entre un 17 y un 24% de grasa.

La leche de coco envasada se puede comprar en muchos establecimientos y, una vez endulzada, puede suplantar a la leche de vaca en una gran variedad de platos (consulta las recetas del capítulo 9). Puedes beberla directamente del vaso, mezclarla con cereales fríos o calientes y verterla sobre la fruta fresca. Asimismo, se puede añadir a muchas bebidas frías, como zumos de fruta, leche, leche chocolatada, etc. Y, por supuesto, también puedes echarla en bebidas calientes. A mí me encanta mezclar la leche de coco con zumo de naranja, pues le aporta una textura cremosa y un sabor delicioso. Agrega entre dos y cuatro cucharadas de leche de coco a una taza de zumo de naranja.

Otra posibilidad es preparar batidos de fruta, crepes de coco y sopa de almejas con leche de coco, por mencionar solamente unos pocos usos (consulta en el Apéndice *Coconut Lover's Cookbook.*)

Aplicar aceite de coco sobre la piel y el cabello

El aceite de coco es mágico cuando se utiliza de forma tópica sobre la piel. Cada vez que me encuentro con alguien que no está muy convencido de consumir aceite de coco, le aconsejo que lo pruebe primero sobre la piel. En cuanto comprueba los resultados del uso tópico y comienza a apreciar sus virtudes, se siente más dispuesto a añadirlo a su dieta. Como loción para la piel es preferible utilizar coco de calidad alimentaria. El aceite penetra rápidamente en el cuerpo a través de la piel y su efecto es similar al que se observa cuando se consume en la dieta. De manera que si no te apetece comerlo, puedes aplicarlo sobre tu piel.

Los aceites son rápidamente absorbidos y, por consiguiente, el uso tópico es otra forma de aprovechar las ventajas que ofrecen. El único problema es que no puedes saber la cantidad real que absorbe tu cuerpo, ya que esto varía en función de la textura y el grosor de la piel. Por otra parte, si se aplica una cantidad excesiva sobre cualquier zona corporal, el aceite tiende a mantenerse en la superficie de la piel y puede desaparecer fácil y rápidamente.

Por lo tanto, cuando decidas incorporar el aceite de coco en tu estilo de vida no deberías usarlo exclusivamente como loción corporal o acondicionador para el cabello. Tu piel y tu cabello también estarán más suaves y brillantes si lo utilizas en la cocina y consumes productos derivados del coco. Sin embargo, para conseguir determinados objetivos estéticos, es recomendable aplicarlo directamente sobre la piel y el cabello.

La barrera química protectora de nuestra piel se desgasta cuando nos duchamos con agua y jabón, y queda expuesta a los gérmenes que causan infecciones. Si aplicamos una capa de aceite de coco, podemos restablecer rápidamente esta barrera, además de lubricar y suavizar la piel. Recomiendo aplicar una capa fina de aceite sobre todo el cuerpo, porque una cantidad demasiado abundante permanece en la superficie de la piel y desaparece con el roce de la ropa. Después de la aplicación es aconsejable dar un suave masaje para favorecer la absorción y acelerar la curación —especialmente en las zonas enrojecidas, secas o infectadas, o donde haya algún corte o herida—. Masajéate los pies, y no te olvides de aplicar el aceite entre los dedos; es una excelente forma de prevenir e incluso tratar los hongos. Los pies suelen ser una parte del cuerpo olvidada y descuidada, motivo por el cual se secan, se agrietan y a veces incluso se infectan. Algunas personas me comentan que sus pies tienen un aspecto maravilloso desde que se han decidido a utilizar el aceite de coco.

Aplícatelo en el cuero cabelludo con un ligero masaje para controlar la caspa y mejorar el aspecto de tu cabello. Deja que el aceite actúe sobre el cuero cabelludo y el cabello durante al menos quince minutos (cuanto más tiempo lo dejes, mejor será el resultado) y después lávate la cabeza. Otra posibilidad es aplicar una pequeña cantidad sobre el cabello al salir de la ducha; en este caso, debes utilizarlo con moderación para que no quede grasiento.

No tengas ningún reparo en emplear el aceite sobre la piel de la cara. Su acción exfoliante te ayudará a mejorar tu cutis, eliminando las células muertas y otorgándole a la piel un aspecto reluciente y juvenil.

El aceite de coco te puede ayudar a tratar todo tipo de manchas de la piel. Yo tenía algunas cicatrices de tres o cuatro años de antigüedad donde la piel estaba muy decolorada, y desaparecieron al cabo de unas pocas semanas de tratamiento. Los accesos de acné son menos intensos. Las arrugas, los tumores cutáneos y las manchas hepáticas empiezan a desvanecerse. El aceite de coco suaviza y cura las quemaduras, los cortes, las picaduras de insectos y otras lesiones. Mantiene la piel fuerte y elástica y es excelente para eliminar las estrías después de un embarazo. Para obtener mejores resultados, la madre gestante debería masajear diariamente su abdomen con aceite de coco y continuar después del parto hasta que las marcas desaparezcan por completo.

Cuando las afecciones son crónicas, los resultados pueden o no ser inmediatos. El aceite colabora con el cuerpo en el proceso de curación de la piel que, normalmente, requiere tiempo. Se debe aplicar diariamente y, si fuera necesario, incluso dos o tres veces al día. En cuestión de semanas se observa una clara mejoría. Sin embargo, para obtener resultados aún mejores es aconsejable consumir el aceite además de aplicarlo sobre la piel.

QUÉ HACER CUANDO TE ENCUENTRAS ENFERMO

En las zonas costeras de África, América Central y Sudamérica, así como también en otras regiones tropicales del mundo, los habitantes acostumbran a beber aceite de coco o de palmiste cuando están enfermos, ya que puede ser muy útil para combatir enfermedades estacionales comunes. Cuando las afecciones se deben a la presencia de un virus, entre ellos el de la gripe, no existe ninguna medicación que pueda destruir estos organismos. Los remedios que se recetan en estos casos no sirven más que para aliviar los síntomas.

El cuerpo tiene que organizar su propia defensa y tú debes limitarte a esperar que lo haga. Y aunque hayas contraído una infección bacteriana y tu médico te haya recetado antibióticos, es tu cuerpo el que debe luchar para librarse de la enfermedad. Independientemente de que padezcas una infección bacteriana o viral, necesitas estar bien alimentado. Es recomendable que comas platos preparados con aceite de coco pues sus valiosos ácidos grasos antimicrobianos ayudarán a tu cuerpo a superar la enfermedad.

Algunas personas prefieren evitar los fármacos en la medida de lo posible porque quieren eludir los efectos secundarios que suelen originar. El aceite de coco es una forma natural de luchar contra la infección sin ningún tipo de efectos secundarios desagradables ni nocivos. Con independencia de que decidas tomar fármacos o no, el aceite de coco te ayudará a combatir la infección y a recuperar más rápidamente la salud.

Aunque no existen pautas generales sobre la dosis que se debe consumir en caso de enfermedad, te recomiendo tomar entre cuatro y seis cucharadas repartidas a lo largo del día (dos por comida), hasta que te encuentres mejor. Muchas personas han superado enfermedades estacionales tomando una cucharada de aceite cada dos horas a lo largo del día. Una persona de gran envergadura necesita tomar una dosis mayor que un individuo más pequeño. El aceite de coco se puede tomar solo, aunque resulta más agradable mezclado con algún alimento. Una buena solución es añadir un par de cucharadas a un vaso de zumo de naranja o a una infusión de hierbas. El zumo de naranja, o cualquier otra bebida, debe estar a temperatura ambiente (o incluso un poco más tibio) para que el aceite no se solidifique. El zumo y el aceite no se mezclan bien, de manera que debes añadir el aceite, remover bien y beber la mezcla de inmediato. Si el sabor te resulta demasiado aceitoso, puedes recurrir a una de las recetas que se incluyen en el capítulo 9. Además, recuerda que debes descansar lo suficiente, beber mucha agua y tomar suplementos vitamínicos (especialmente vitamina C) para que tu cuerpo se recupere mejor. Una vez que hayas vuelto a la normalidad sigue tomando alrededor de tres cucharadas y media diarias (50 gramos) de aceite de coco a modo de mantenimiento. Si una persona no puede tomar el aceite de coco por vía oral porque se encuentra muy enferma y tiene vómitos, puede aplicárselo sobre la piel con un ligero masaje para facilitar su absorción. De esta forma, se evita el tracto digestivo y el aceite penetra en el cuerpo a través de la piel, aportándole los nutrientes que necesita, una excelente fuente de energía y los valiosos ácidos grasos antimicrobianos que se encargarán de luchar contra la infección.

Y aunque el organismo infeccioso no sea vulnerable a los AGCM, el valor nutricional del aceite fortalecerá el organismo, ayudándolo a acelerar la curación. Yo sugiero masajear todo el cuerpo con una o dos cucharadas de aceite dos o tres veces al día. Varias capas finas de aceite se absorben mucho mejor que una gruesa. Demasiado aceite en una determinada zona puede saturar los tejidos y restringir la absorción; además, como ya he mencionado, el roce con la ropa o con las sábanas puede eliminarlo fácilmente de la superficie de la piel. Durante la aplicación, masajea el aceite sobre las zonas más afectadas del cuerpo para favorecer su penetración. Si tienes dolor de garganta, debes masajearlo en torno al cuello;

si se trata de una infección pulmonar o del pecho, aplica una cantidad abundante sobre el pecho y la espalda.

El ingrediente antimicrobiano más activo del aceite de coco es el ácido láurico, más específicamente la monolaurina. Puedes adquirir ácido láurico en forma de monolaurina como suplemento alimentario. Proporciona una dosis concentrada de los ácidos grasos más eficaces contra los gérmenes. Puedes tomarlo con un vaso de agua o como cualquier otro suplemento dietético. El nombre comercial del suplemento de ácido láurico es Lauricidin® y se puede comprar por Internet. La dosis recomendada de monolaurina es la siguiente: ante los primeros signos de infección, ingerir 800-3.600 mg (entre seis y doce cápsulas de 300 mg) diarios y luego reducir la dosis a entre dos y cuatro cápsulas hasta que desaparezcan los síntomas.

El autodiagnóstico y el autotratamiento son aceptables para las enfermedades menores como un resfriado; no obstante, te recomiendo consultar con un médico u otro profesional de la salud antes de tratar cualquier afección de mayor gravedad. Después de conocer todos los prodigios de que es capaz el aceite de coco, resulta tentador considerarlo una panacea para todo tipo de dolencias. Pero, aunque el aceite de coco es muy beneficioso, no pierdas de vista que no es un «cúralo todo». Los AGCM presentes en el aceite de coco no consiguen destruir todos los gérmenes y por ello es aconsejable consultar con el médico.

Creo que el mejor uso del aceite de coco es como un nutriente extraordinario que puede ayudar a prevenir enfermedades. Es mucho más fácil evitar el desarrollo de una dolencia que curarla una vez que ya se ha manifestado. Si tomas entre dos y cuatro cucharadas diarias de aceite de coco y sigues una dieta sana, probablemente conservarás la salud. Pero si contraes alguna enfermedad, lo más factible es que sea una infección causada por gérmenes que no son vulnerables a los AGCM. En este caso deberás optar por utilizar algún otro remedio natural o recurrir a la medicina tradicional.

ÁCIDOS GRASOS ESENCIALES

Antes de terminar con el tema del aceite de coco, debo referirme a los ácidos grasos esenciales (AGE). Para conservar la salud y evitar las enfermedades derivadas de deficiencias nutricionales, debes obtener todos los nutrientes que tu cuerpo necesita. Los AGE son nutrientes fundamentales para la salud. Algunos ácidos grasos se clasifican como «esenciales» porque nuestro cuerpo no puede fabricarlos a partir de otros nutrientes. Debemos obtenerlos por medio de nuestros alimentos. Las dos grasas esenciales básicas son los ácidos grasos omega 6 (ácido linoleico) y omega 3 (ácido alfa-linoleico). Los ácidos grasos de cadena media, como los que se encuentran en el aceite de coco, también son importantes y se consideran «condicionalmente esenciales», lo que significa que bajo ciertas circunstancias son tan importantes como otros ácidos grasos esenciales. Para los bebés son vitales.

Los AGE se encuentran en la mayoría de los aceites vegetales pero suelen deteriorarse mediante el refinado y otros métodos utilizados para procesarlos, o son destruidos por los radicales libres. Por lo tanto, los aceites vegetales procesados de forma convencional son menos ricos en AGE. Por otra parte, los ácidos grasos trans presentes en las grasas hidrogenadas, entre las que están la margarina y la manteca vegetal, bloquean la utilización de los AGE o interfieren en ella. Por esta razón, si consumes grasas hidrogenadas y aceites vegetales procesados de manera convencional, es muy probable que tengas deficiencias de ácidos grasos esenciales.

Puedes obtener la cantidad de AGE que tu cuerpo necesita directamente de los alimentos, de aceites vegetales de presión en frío sin refinar o mediante suplementos dietéticos. El aceite de coco tiene un porcentaje muy pequeño de estas grasas (solo un 2%). La ventaja de utilizarlo en tu dieta diaria es que los AGCM actúan en sinergia con los AGE, mejorando así la utilización que el cuerpo hace de estas grasas. Una dieta rica en aceite de coco puede aumentar hasta un 100% la eficacia de los ácidos grasos esenciales.[4]

Y no solo eso. El aceite de coco también actúa como un antioxidante y protege a los AGE de la acción destructiva de la oxidación en el interior del cuerpo.

La Organización Mundial de la Salud establece que necesitamos obtener aproximadamente un 3% de nuestras calorías diarias de los ácidos grasos esenciales.[5] No se ha determinado un consumo mínimo de AGCM, aunque sabemos que los bebés necesitan que alrededor del 5-10% de sus calorías procedan de esta fuente. Gracias a las poblaciones isleñas también sabemos que sus habitantes pueden obtener hasta un 50% de sus calorías del aceite de coco sin daño alguno y, posiblemente, con un beneficio mucho mayor. De modo que para gozar de una salud óptima deberíamos consumir una pequeña cantidad de AGE junto con una cantidad significativamente mayor de AGCM.

Te propongo un desafío

El conocimiento científico sobre los beneficios para la salud del aceite de coco se inició hace aproximadamente cuarenta años. Desde entonces solo un pequeño número de investigadores han reconocido sus propiedades para la salud. Aunque los productos derivados del aceite de coco se han utilizado durante muchos años para alimentar a los pacientes hospitalizados, la gran mayoría de los médicos, nutricionistas y científicos que trabajan en el campo de la alimentación han ignorado sus beneficios potenciales y lo han asociado con las grasas saturadas, nocivas para la salud, ya que aumentan los niveles de colesterol en sangre. La mayor parte de ellos lo han criticado injustamente por ignorancia. Uno de los propósitos de este libro es informar al público y también a los profesionales de la salud sobre el gran potencial que tiene el aceite de coco y, asimismo, disipar las falsedades creadas por el marketing de industrias competitivas.

A pesar de las pruebas presentadas en este libro, muchas personas seguirán diciendo que el aceite de coco es malo para la salud. Resulta difícil aceptar una nueva verdad cuando has estado condicionado a creer algo diferente durante muchos años. No obstante, si tienes una mente abierta y estás dispuesto a aceptar nuevos conocimientos, te alegrará conocer las virtudes del aceite de coco. Ofrece demasiados beneficios como para ignorarlos. No me he inventado la información ofrecida en este libro; procede directamente de estudios publicados y observaciones clínicas, así como también de investigaciones históricas y epidemiológicas. Los hechos están a disposición de todo el mundo: puedes conocerlos por tus propios medios si te apetece consultar la literatura médica (dispones de varias fuentes de información al final del libro). Si aplicas el sentido común, te resultará evidente que el aceite de coco no puede ser dañino. Todos aquellos que consumen grandes cantidades no solo de aceite de coco sino también de cocos han demostrado ser las personas más sanas que hay en el mundo.

Sin embargo, es muy probable que todavía oigas críticas durante muchos años. Si necesitas más pruebas, lee las referencias incluidas en el Apéndice de este libro. También puedes consultar información en la página web del Centro para la Investigación del Coco, www.coconutresearchcenter.org.

Si los detractores se empeñan en desconfiar, no dejes que sus opiniones te confundan. Hay una gran oportunidad esperándote. Si consumes aceite de coco de forma asidua, las propiedades antimicrobianas de los AGCM protegerán tu cuerpo y colaborarán con tu sistema inmunológico. Consumir aceite de coco puede ser una forma económica e inofensiva de prevenir muchas enfermedades, e incluso curarlas. Es muy probable que las investigaciones terminen por descubrir que el aceite de coco es tan efectivo como muchos de los fármacos y vacunas antimicrobianos que se usan en la actualidad. Y, definitivamente, es más seguro. Consumir aceite de coco no produce ningún efecto secundario no deseado.

Ten en cuenta que cuando los médicos terminan su carrera universitaria, en general, casi toda la información que reciben procede de la industria farmacéutica. Las publicaciones que llegan a sus manos o los seminarios a los que asisten están casi totalmente financiados por las empresas farmacéuticas. La información que les ofrecen es parcial y está centrada exclusivamente en los tratamientos con medicamentos. Por este motivo, la mayoría de los médicos conocen muy poco sobre nutrición y menos aún sobre las investigaciones actuales que estudian los AGCM. En consecuencia, durante los próximos años pueden seguir ignorando los estudios relacionados con ellos. Seguirán recomendándote que evites todas las grasas saturadas, entre ellas el aceite de coco. Quizás jamás hayan oído hablar de los ácidos grasos de cadena media y ni siquiera sepan que existen muchos tipos de grasas saturadas. No esperes que se pongan al día.

Después de leer este libro, dispones de conocimientos que pueden mejorar tu salud y tu calidad de vida. El mero hecho de eliminar los aceites vegetales refinados de tu dieta y sustituirlos por aceite de coco puede obrar maravillas. Habrás reemplazado una sustancia tóxica por un producto que ofrece enormes beneficios para la salud.

Este cambio debe ser un compromiso para toda la vida y no un proyecto transitorio como sucede con las dietas de moda. Para obtener beneficios permanentes, el cambio también debe ser permanente. Ignora los comentarios negativos de terceras personas que no saben absolutamente nada sobre los beneficios para la salud derivados del aceite de coco. Aconséjales que lean este libro y que descubran por sí mismas sus milagros curativos. Uno de los mejores presentes que puedes ofrecer a un amigo es el don de la salud. Regala a tus amistades ejemplares de este libro. No solo les ayudarás a mejorar su salud; además tendrás amigos que te apoyarán y te alentarán.

Si todavía tienes dudas, te desafío a probarlo durante seis meses —solo seis meses, eso es todo—. Después de ese periodo de tiempo podrás comprobar cómo te encuentras y si tu aspecto ha mejorado. Te reto a eliminar todos los aceites vegetales procesados de tu dieta, especialmente las grasas hidrogenadas (incluyendo la manteca vegetal y la margarina). Puedes consumir un poco de mantequilla y aliñar las ensaladas con aceite de oliva extra virgen, pero prepara todas tus comidas con aceite de coco.

Te recomiendo que empieces poco a poco. En primer lugar, prueba con una o dos cucharadas. Algunas personas que consumen mucho aceite de coco tienen deposiciones sueltas y blandas porque su cuerpo no está acostumbrado a tanta cantidad. Por eso te aconsejo que comiences a tomarlo de forma gradual, hasta llegar a tres o cuatro cucharadas diarias. Consúmelo con los alimentos, como si fuera mantequilla, y utilízalo para cocinar siempre que sea posible. Y, además, no te olvides de aplicártelo sobre la piel.

Lo más difícil de este desafío es que si decides ir a comer a un restaurante no sabes qué tipo de aceite utilizan. Si tienes la opción de hacerlo, pide aceite de oliva o de coco. En caso contrario, te sugiero evitar comer en sitios en los que no sabes qué es lo que te están ofreciendo. Rechaza la margarina y pide mantequilla. Los restaurantes suelen ser bastante negligentes en lo que se refiere a la salud de sus clientes, en especial cuando se trata del aceite. A menudo utilizan los aceites más baratos, procesados y degradados. Por otra parte, suelen calentarlos a altas temperaturas reiteradamente durante días, o incluso semanas, con lo cual se tornan muy rancios y altamente tóxicos. Los alimentos fritos, como por ejemplo las patatas fritas, los *nuggets* de pollo y los donuts son los alimentos más tóxicos que puedes consumir en un restaurante. Si te apetece comer frituras, deberías freírlas en aceite de coco porque cuando se calienta no se degrada en radicales libres ni crea ácidos grasos trans de alta toxicidad, como sucede con otros aceites.

A veces, algunas personas me comentan que han utilizado el aceite de coco durante cierto tiempo sin haber observado ninguna mejoría. En primer lugar, quiero aclarar una vez más que el aceite de coco no es un remedio para curar todo tipo de males. No es la solución para todos los problemas de salud. En segundo lugar, también quiero reiterar que debes darle una oportunidad.

A esas personas que dicen no haber notado ningún efecto suelo preguntarles durante cuánto tiempo han utilizado el aceite. En general, la respuesta es entre tres y cuatro días. No puedes esperar una mejoría notoria en un periodo tan breve de tiempo, especialmente cuando se trata de problemas crónicos que existen desde hace años. Debes darle un voto de confianza. Algunas veces se necesitan semanas, o meses, para curar problemas que se vienen arrastrando durante años. Además, los resultados varían dependiendo del estilo de vida y la dieta. Si vives a base de bebidas con gas y donuts, con toda seguridad no notarás un cambio tan favorable como una persona que tiene una alimentación sana. El aceite de coco ayuda al cuerpo a curarse por sí mismo. Si no consumes las cantidades adecuadas de vitaminas y minerales, tu cuerpo no será capaz de superar la enfermedad, independientemente de la cantidad de aceite de coco que ingieras. Se trata de una simple cuestión de sentido común.

– 9 –

Tu dosis diaria

Puedes obtener una dosis diaria de AGCM consumiendo el aceite de coco tal como tomarías cualquier suplemento dietético líquido –directamente de la cuchara o mezclado con una bebida–. La dosis diaria recomendada para adultos es de tres cucharadas y media. Debes tener en cuenta que hay personas que han obtenido buenos resultados con dosis inferiores. Por tanto, disfrutarás de sus beneficios aunque solo tomes una o dos cucharadas al día.

A muchas personas les resulta difícil tomar cualquier tipo de aceite directamente de la cuchara, porque su sabor y textura aceitosa son demasiado fuertes para su estómago (hablando en sentido figurado). Anímate, hay otras formas de obtener la dosis diaria sin tener que ingerirlo de este modo. Este capítulo contiene ejemplos de cómo puedes incorporar el aceite de coco en tu dieta. En la mayoría de las recetas que presento a continuación puedes aumentar la cantidad de aceite, si así lo deseas. Algunas de ellas incluyen cantidades mayores de lo necesario. Tú puedes regular el contenido de aceite adaptándolo a tus gustos o necesidades.

Para conocer más recetas, te recomiendo mi libro *Coconut Lover's Cookbook*, que contiene cuatrocientas cincuenta recetas que incluyen bebidas, ensaladas, platos principales, postres, salsas y aderezos. Este libro te permitirá obtener la dosis diaria de aceite de coco fácilmente ¡y además de un modo absolutamente delicioso!

LECHE DE COCO DULCE

La leche de coco tal como sale de la lata es muy espesa, cremosa y no muy dulce, por lo cual resulta muy apropiada para preparar sopas y salsas. Se parece más a una nata espesa sin azúcar y su sabor es demasiado fuerte como para beberla directamente del vaso. Sin embargo, es un sustituto excelente para la leche de vaca si la preparas de la forma correcta.

La siguiente receta te enseñará a convertir una lata de leche de coco en una bebida de coco cremosa que se puede beber directamente del vaso, verter sobre los cereales fríos o calientes o combinar con un cuenco de fruta fresca troceada, por ejemplo melocotones o fresas. La leche de coco ligeramente diluida y con un poco de miel tiene un sabor dulce, suave y agradable y se puede beber sola. Te encantará.

1 lata (400 ml) de leche de coco
200 ml de agua (la mitad de la leche de coco)
2 cucharadas de miel (u otro endulzante)
Una pizca de sal

Echar el contenido de una lata de leche en un recipiente. Añadir media lata de agua (200 ml), dos cucharadas de miel y una pizca de sal. Mezclar cuidadosamente, enfriar y servir. Nota: la miel se disolverá fácilmente en la mezcla si el líquido está a temperatura ambiente. Agregar más miel al gusto. Añadir más agua para obtener una leche menos cremosa.

Con esta receta se puede preparar un poco más de dos tazas y media de leche. Cada ración de media taza de leche contiene aproximadamente una cucharada de aceite de coco. Un vaso de 350 ml (una taza y media) representa aproximadamente tres cucharadas de aceite, y una taza y tres cuartos aporta tres cucharadas y media.

Con esta receta se obtienen cinco raciones de media taza.

CEREALES CALIENTES

Cuando prepares cereales calientes como gachas de avena, trigo partido (bulgur) o trigo cremoso, puedes mezclarlos con aceite de coco. Puedes añadir una cucharada de aceite de coco a un cuenco de cereales (una taza y media) o utilizarlo como complemento para los cereales de la forma que desees, sea con leche, leche de coco dulce (la receta anterior), yogur, miel, fruta, etc.

PATATAS RALLADAS FRITAS

Las patatas fritas absorben una enorme cantidad de grasa. El aceite de coco es ideal para freír debido a su estabilidad bajo la acción del calor.

1 patata de tamaño mediano
2 cucharadas de aceite de coco
Sal y pimienta al gusto

Rallar la patata y dejarla a un lado. Calentar dos cucharadas de aceite de coco en una sartén a 150 ºC. Yo utilizo una freidora eléctrica, de manera que conozco la temperatura exacta. Añadir la patata rallada y distribuirla de forma regular en la sartén. Aplastarla con un aplastapatatas hasta que se forme una especie de colchón. La patata debe estar en contacto con el fondo de la sartén y el aceite. Cubrir la sartén y cocinar durante unos diez o doce minutos. Al retirar la tapadera, las patatas estarán completamente fritas. No es necesario darles la vuelta para cocinarlas del otro lado. Servir con la parte tostada hacia arriba. Sazonar con sal y pimienta al gusto. Una ración (una patata) de este plato aporta alrededor de dos cucharadas de aceite.

Esta receta es para una unidad.

BATIDO DE PIÑA COLADA

1 taza de leche de coco
1 taza de zumo de naranja
½ taza de piña fresca en trozos

Enfriar todos los ingredientes antes de utilizarlos. Mezclar en una batidora hasta obtener una consistencia suave. Para espesar el batido, colocarlo en el congelador durante cuarenta y cinco minutos. Cada ración contiene dos cucharadas de aceite de coco.

Esta receta vale para un batido.

Batido de yogur

No siempre tienes que usar leche de coco para añadir aceite de coco a un batido. He aquí una receta que utiliza directamente aceite de coco. El secreto para mezclar aceite de coco con un batido es añadirlo a la batidora en el último momento para que se mezcle de un modo más uniforme. Si echas el aceite de coco al mismo tiempo que la fruta, tenderá a endurecerse y a formar pequeños trozos que algunas personas prefieren no encontrar en un batido.

1 taza de yogur de vainilla
1 taza de zumo de frutas
2 tazas de frutas
2 cucharadas de aceite de coco derretido*

Enfriar los ingredientes antes de utilizar, excepto el aceite de coco. La fruta puede ser congelada. Mezclar el yogur, el zumo y la fruta en una batidora hasta obtener una consistencia suave. Añadir muy lentamente el aceite de coco derretido justo antes de apagar la batidora. Seguir mezclando durante alrededor de un minuto.

Cada batido contiene una cucharada de aceite de coco. La receta sirve para preparar dos batidos.

Muffins de trigo integral

¾ de taza de agua tibia
1 huevo

---

* Es posible utilizar hasta seis cucharadas de aceite de coco. Esto representaría tres cucharadas de aceite en cada ración.

3 tazas de miel

½ taza de salsa de manzana

1 cucharadita de vainilla

3 cucharadas de aceite de coco derretido

1¾ taza de harina integral

2 cucharaditas de levadura

¼ cucharadita de sal

Precalentar el horno a 200 °C. Mezclar el agua tibia, el huevo, la miel, la salsa de manzana, la vainilla y el aceite de coco derretido (no debe estar caliente) en un cuenco y remover cuidadosamente. En otro cuenco mezclar la harina, el polvo de hornear y la sal. Añadir los ingredientes secos a la mezcla líquida solo hasta que se humedezcan. Verter la mezcla en moldes para muffins engrasados. Hornear durante quince minutos. Cada muffin contiene un cuarto de cucharada de aceite. Si se aumenta la proporción de aceite de coco en la mezcla hasta seis cucharadas, cada muffin contendrá media cucharada de aceite.

La receta sirve para preparar una docena de muffins

MUFFINS DE ARÁNDANOS

Esta es una deliciosa receta para preparar muffins de harina de trigo integral y arándanos.

½ taza de agua tibia

1 huevo

½ taza de miel

1 cucharadita de vainilla

3 cucharadas de aceite de coco
1 ½ taza de harina de trigo integral
2 cucharaditas de levadura en polvo
¼ de cucharadita de sal
1 taza de arándanos frescos

Precalentar el horno a 200 °C. Mezclar el agua tibia, los huevos, la miel, la vainilla y el aceite de coco derretido (no debe estar caliente) en un cuenco y remover aplicadamente. En otro cuenco mezclar la harina, la levadura y la sal. Añadir los ingredientes secos a la mezcla líquida justo hasta que se humedezcan. Añadir los arándanos. Verter en moldes para muffins engrasados. Hornear durante quince minutos. Cada muffin contiene alrededor de un cuarto de cucharada de aceite.

Esta receta también se puede preparar sustituyendo los arándanos por otras frutas, como por ejemplo frambuesas o cerezas. Puedes preparar una gran variedad de deliciosos muffins con diferentes tipos de frutas.

La receta sirve para una docena de muffins.

GALLETAS PREPARADAS CON LEVADURA EN POLVO

2 tazas de harina de trigo integral
3 cucharaditas de levadura en polvo
½ cucharadita de sal
5 cucharadas de aceite de coco
¾ de taza de leche

Mezclar la harina, la levadura y la sal en un cuenco. El aceite de coco debe estar duro y no derretido. Mezclar el aceite y la harina hasta formar una especie de migas. Añadir la leche de coco y remover rápidamente con un tenedor hasta que la masa se pegue a él mientras se mueve por el cuenco. Amasar sobre una superficie ligeramente enharinada unas diez veces. Extender la masa con un rodillo o con la mano, hasta lograr que tenga un espesor de poco más de un centímetro. Enharinar el molde para las galletas y cortar la masa. Colocar sobre papel de hornear (no es necesario engrasarlo) y hornear durante quince minutos a 200 °C. Cada galleta contiene media cucharada de aceite de coco.

Esta receta sirve para preparar diez galletas.

CREPES DE HARINA INTEGRAL

¼ de taza de aceite de coco
1½ taza de harina de trigo integral
¼ cucharadita de sal
2 cucharadita de levadura en polvo
1 huevo
¾ de taza de agua tibia
½ taza de zumo de manzana

Calentar el aceite de coco en una sartén a fuego bajo hasta que se derrita. Mezclar la harina, la sal y la levadura en un cuenco. En otro recipiente batir el huevo junto con el agua tibia, el zumo de manzana y el aceite de coco derretido (no debe estar caliente). Dejar el resto del aceite de coco en la sartén y aumentar la temperatura hasta obtener un fuego moderado de aproximadamente 150 °C. Mientras la sartén se calienta, mezclar todos los ingredientes hasta que estén bien humedecidos.

Se debe evitar revolver excesivamente la mezcla para los crepes porque, de lo contrario, resultará demasiado densa. Usar alrededor de tres cucharadas de mezcla para cada crepe. Cocinar el crepe hasta que se formen burbujas en la superficie y luego darle la vuelta suavemente para dorar el otro lado. Servir tibio con miel, jarabe de arce, frutas o cualquier otro complemento.

Cada crepe contiene un tercio de cucharada de aceite. Tres crepes proporcionan 1 cucharada de aceite y seis crepes, dos cucharadas. Se puede modificar la cantidad de aceite. Si se añaden a la mezcla solo dos cucharadas, se obtendrá una cucharada de aceite por cada seis crepes.

Esta receta sirve para preparar una docena de crepes.

SOPA DE ALMEJAS

½ taza de agua

1 botella de jugo de almejas (aproximadamente 250 ml)

½ taza de cebolla amarilla pelada y picada

4 dientes de ajo picados

1 tallo de apio finamente troceado

2 tazas de patatas cortadas en dados

1 cucharadita de sal

⅛ cucharadita de pimienta blanca

1 lata de leche de coco (400 ml)

1 lata de almejas troceadas o picadas (200-250 g)

¼ de cucharadita de paprika

En una cacerola de tamaño mediano calentar el agua, el jugo de almejas, la cebolla, el ajo, el apio, las patatas, la sal y la pimienta hasta que lleguen al punto de ebullición. Reducir la temperatura y cocer a fuego lento durante unos veinte minutos, o hasta que las patatas estén tiernas. Añadir la leche de coco y las almejas con el líquido incluido. Cocinar durante aproximadamente cinco minutos. Espolvorear paprika. Cada ración contiene una cucharada de aceite de coco. Se puede aumentar la cantidad de aceite de coco al gusto.

Se obtienen cuatro raciones.

CREMA DE ESPÁRRAGOS

½ kilo de cabezas de espárragos lavadas y cortadas en trozos de 2,5 cm

¼ de taza de cebolla picada

1 taza de agua

1 lata de leche de coco (400 ml)

1¼ cucharadita de sal

⅛ cucharadita de pimienta

¼ cucharadita de estragón

Cocer a fuego lento los espárragos, el apio y la cebolla en una taza de agua hasta que estén muy tiernos. Añadir la leche de coco. Preparar un puré usando una batidora eléctrica a baja velocidad. Volver a echar en la cacerola y agregar sal, pimienta y estragón, removiendo de vez en cuando y calentando el puré sin llegar al punto de ebullición. Cada ración contiene una cucharadita y tres cuartos de aceite de coco.

Se obtienen tres raciones.

SALMÓN EN SALSA DE CREMA DE COCO

1 lata de leche de coco (400 ml)

1 cucharadita de curry

1 cucharada de almidón de maíz

⅛ cucharadita de sal

⅛ cucharadita de pimienta blanca

Filetes de salmón de 400 a 700 g, sin piel

½ taza de tomate picado

¼ de taza de cilantro fresco picado

Precalentar el horno a unos 180 ºC. Mezclar la leche de coco, el almidón de maíz, el curry, la sal y la pimienta en una fuente de horno. Agregar el salmón, tapar y hornear durante una hora. Servir el salmón cubierto por la salsa, colocando por encima el tomate picado y el cilantro. Se puede acompañar con una guarnición de verduras —por ejemplo brócoli, judías verdes o guisantes— mezclados con un poco de la salsa. Cada ración contiene una cucharada de aceite de coco.

Se puede utilizar más aceite, al gusto.

Se obtienen cuatro raciones.

BROWNIES DE HARINA DE TRIGO INTEGRAL Y COCO

½ taza de aceite de coco

2 huevos

1 taza de azúcar

1 cucharadita de vainilla

¾ de taza de harina de trigo integral

¾ de taza de cacao en polvo

½ cucharadita de levadura en polvo

¼ de cucharadita de sal

½ taza de nueces pecanas picadas

1 taza de coco rallado o en copos

Precalentar el horno a 180 °C. Batir el aceite de coco y los huevos. Mezclar con el azúcar y la vainilla y dejar a un lado. En otro cuenco mezclar la harina, el cacao en polvo, la levadura y la sal. Mezclar los ingredientes secos y los húmedos. Añadir las nueces pecanas y remover. Verter la mezcla en una fuente de horno engrasada de 20 x 20 x 5 cm, o de un tamaño similar. Espolvorear el coco en polvo y hornear durante treinta o treinta y cinco minutos. Dejar enfriar a temperatura ambiente y cortar en dieciséis trozos. Cada uno de ellos contiene media cucharada de aceite de coco.

La receta sirve para preparar dieciséis brownies.

Galletas de coco

3 tazas de harina

1 ½ taza de coco seco rallado o picado

1 ½ cucharadita de levadura en polvo

1 cucharadita de sal

1 ¼ taza de aceite de coco

3 huevos

1 ½ taza de azúcar

1 ½ cucharadita de extracto de almendras

Precalentar el horno a 180 °C. Mezclar la harina, el coco, la levadura y la sal y dejar a un lado. Batir el aceite de coco, los huevos, el azúcar y el extracto de almendras. A continuación mezclar todos los ingredientes (secos y húmedos). Formar bollos de unos cuatro centímetros y colocarlos sobre el papel para hornear dejando una separación de cinco centímetros entre cada uno de ellos. Aplanar los bollos hasta que tengan alrededor de un centímetro y medio de espesor y hornear entre doce y catorce minutos hasta que se doren ligeramente. Dejar enfriar antes de consumir.

Cada galleta contiene media cucharada de aceite de coco.

La receta sirve para preparar entre treinta y seis y cuarenta galletas.

GRANOLA

6 tazas de copos de avena

2 cucharaditas de canela

4 tazas de coco rallado o en copos

2 tazas de nueces pecanas picadas

1 taza de semillas de girasol

1 taza de aceite de coco

1 taza de miel

1 cucharada de extracto de vainilla

1 taza de uvas pasas

En un cuenco grande mezclar la avena, la canela, el coco, las nueces pecanas y las semillas de girasol. Calentar el aceite y la miel en una olla pequeña a fuego medio hasta que se derrita pero evitando que se calienten excesivamente; retirar del fuego y añadir la vainilla. Juntar la mezcla de miel con la mezcla de avena. Verter en una fuente de horno y hornear

a 165 °C aproximadamente durante una hora y quince minutos, o hasta que esté dorado. Retirar del horno y enfriar.
Añadir las uvas pasas. Guardar en un recipiente cerrado al
vacío. Cada ración contiene alrededor de una cucharada de
aceite de coco.

Con esta receta se preparan catorce raciones.

– Apéndice –
Fuentes de información

Para obtener información adicional sobre la salud y las propiedades dietéticas de las grasas y los aceites, en particular del aceite de coco y de los ácidos grasos de cadena media, consulta la lista de recursos que te presento a continuación. Si no encuentras estos libros en la librería o en la biblioteca de tu localidad, puedes solicitarlos al editor o a Amazon.com.

Libros

Coconut Cures: Preventing and Treating Common Health Problems with Coconut, Bruce Fife, N. D., Piccadilly Books, Ltd. 2005. Describe los beneficios para la salud que reportan el aceite, la leche, el agua y la carne de coco. Contiene una gran cantidad de información sobre el aceite de coco y otros productos derivados que favorecen la salud del corazón. Incluye secciones de la A a la Z sobre el uso del coco en el tratamiento de muchos problemas de salud que son relativamente comunes.

Coconut Lover's Cookbook, Bruce Fife, N. D., Piccadilly Books, Ltd., 2004. Dedicado a las recetas de cocina que incluyen coco. Contiene cuatrocientas cincuenta recetas que emplean productos derivados del coco y muestran diferentes formas de incorporar el aceite de coco en las comidas.

Eat Fat, Look Thin: A Safe and Natural Way to Lose Weight Permanently, 2.ª ed., Bruce Fife, N. D., Piccadilly Books, Ltd., 2005. La grasa puede ser provechosa para perder los kilos que te sobran, siempre que se trate del tipo adecuado. Este libro explica «la dieta del coco», que te ayudará a eliminar el exceso de peso sin tener que contar calorías ni renunciar a tus alimentos favoritos. Incluye recetas.

The Palm Oil Miracle, Bruce Fife, N. D., Piccadilly Books, Ltd., 2007. El aceite de palmiste, a semejanza del de coco, aporta muchos beneficios para la salud. Pero, a diferencia de este último, sus ventajas no proceden de los AGCM. Las propiedades del aceite de palmiste se derivan de una amplia variedad de nutrientes, entre ellos una forma muy potente de vitamina E que tiene una capacidad antioxidante sesenta veces mayor que la vitamina E normal.

Cooking with Coconut Flour: A Delicious Low-Carb, Gluten-Free Alternative to Wheat, Bruce Fife, N.D., Piccadilly Books, Ltd., 2005. Una alternativa para la harina de trigo es la harina de coco, hecha a base de carne de coco seca, rica en fibra, con bajo contenido en carbohidratos y sin gluten. Este libro explica cómo utilizar la harina de coco para hacer diversos tipos de panes, tartas, galletas y pasteles, además de otros alimentos preparados al horno.

Coconut Water for Health and Healing, Bruce Fife, N. D., Piccadilly Books, Ltd. 2008. El agua de coco es una bebida refrescante y muy nutritiva que aporta muchos beneficios para la salud; son diferentes a los que ofrece el aceite de coco pero igualmente sorprendentes.

Oil Pulling Therapy: Detoxifying and Healing the Body Through Oral Cleansing, Bruce Fife, N. D., Piccadilly Books, Ltd. 2008. En este libro se explica una técnica que utiliza el aceite de coco para desintoxicar y limpiar la boca y el cuerpo, con el fin de promover la salud general o mejorarla.

Heart Frauds: Uncovering the Biggest Health Scam In History, Charles T. McGee, M. D., Piccadilly Books, Ltd., 2001. La teoría del colesterol asociada con las enfermedades cardiovasculares fue desestimada hace algunos años, aunque en la sociedad moderna persiste la paranoia relacionada con los niveles de colesterol. Las industrias médica, farmacéutica y alimentaria continúan promoviendo el así llamado «mito del colesterol» con el único propósito de satisfacer sus fines lucrativos. Este libro revela la historia de la teoría del colesterol y explica por qué la profesión médica se muestra tan reacia a abandonarla. En beneficio de tu salud, deberías leer este libro tan revelador.

Nourishing Traditions: The Cookbook that Challenges Politically Correct Nutrition and the Diet Dictorats, Sally Fallon, Mary G.

Enig, Patricia Connolly, New Trends Publishing, 1999. Este no es un simple libro de cocina sino un compendio de los tipos de alimentos que han nutrido a los pueblos de todo el mundo durante siglos. Combina la sabiduría de la antigüedad con las investigaciones científicas más recientes y precisas. Contiene las opiniones de varios médicos y nutricionistas, y nos ofrece exquisitas recetas preparadas con aceites sanos, como el de coco.

Know Your Fats: The Complete Primer for Understanding the Nutrition of Fats, Oils, and Cholesterol, Mary G. Enig, Bethesda Press, 2000. Una visión global de las propiedades saludables de diversas grasas y aceites, entre ellos el aceite de coco.

Páginas web

www.coconutresearchcenter.org

Esta es la página web del Centro para la Investigación del Coco, la principal fuente de información sobre los aspectos saludables y el valor nutricional de los productos derivados del coco. Contiene noticias y artículos sobre los beneficios de este fruto y ofrece varias fuentes de información muy útiles, además de enlaces a otras páginas web relacionadas.

www.lauric.org

El Centro para la Investigación de los Aceites Láuricos mantiene esta página web, donde se resumen las investigaciones recientes sobre los ácidos láurico y cáprico. Incluye información muy interesante y enlaces a otras páginas web.

www.price-pottenger.org

La *Fundación de la Nutrición Price-Pottenger* difunde los princi-pios de la buena nutrición basados en los descubrimientos y el trabajo del doctor Weston A. Price, cirujano dental, y del doctor Francis M. Pottenger.

www.westonaprice.org

Es una página web excelente para obtener información dietética y nutricional. Está patrocinada por la Fundación Weston A. Price, que se dedica a ofrecer datos sobre temas relacionados con la dieta y la nutrición y a desmontar los mitos difundidos por empresas comerciales. Este sitio contiene muchos artículos excelentes sobre diversos temas nutricionales, incluidos los que se relacionan con el aceite de coco y otros aceites.

Boletín de noticias

El doctor Bruce Fife publica *The Healthy Ways Newsletter*, donde se abordan temas de interés sobre la dieta, la salud, la nutrición y los aceites. Contiene gran cantidad de información sobre grasas y aceites, en especial sobre el aceite de coco y otros productos derivados de él, e incluye las noticias e investigaciones más recientes sobre dichos productos. La subscripción es gratuita y puedes registrarte en: www.coconutresearchcenter.org/newsletter.htm.

Notas

Capítulo 1 - La verdad sobre el aceite de coco

1. Konlee, M., «Return from the jungle: an interview with Chris Dafoe», *Positive Health News*, n.º 14, verano de 1997.

2. Price, W. A. 1998. *Nutrition and Physical Degeneration*, 6.ª edición, Los Ángeles: Keats Publishing.

3. Prior, I. A. M., «The price of civilization», *Nutrition Today*, julio/agosto de 1971, 2-11.

4. Okoji, G. O., et al., 1993. «Childhood convulsions: a hospital survey on traditional remedies». *Aft. J. Med. Med. Sci.* 22 (2): 25.

5. Blonz, E. R. «Scientists revising villain status of coconut oil», *Oakland Tribune*, 23 de enero de 1991.

6. Enig, M. G. «Coconut: in support of good health in the 21st century» (comunicación presentada en el 36.º encuentro de APCC), 1999.

7. Heimlich, J. 1990. *What Your Doctor Won't Tell You*. Nueva York: Harper Perennial.

8. Spencer, P. L. 1995. *Fat faddists. Consumers' Research*. 78 (5): 43.

9. Enig, M. G. 2000. *Know Your Fats*. Silver Spring, MD: Bethesda Press, 196.

Capítulo 2 - Conocer las grasas

1. Belitz, H. D. y Grosch, W. 1999. *Food Chemistry*, 2.ª edición traducida por D. Hadziyev. Nueva York: Springer-Verlag, 480.
2. Passwater, R. A. 1985. *The Antioxidants*. New Canaan, Connecticut: Keats Publishing.
3. Passwater, R. A. 1992. *The New Superantioxidant-plus*. New Canaan, Connecticut: Keats Publishing,15.
4. Addis, P. B. y Warner, G. J. 1991. *Free Radicals and Food Additives*. Aruoma, O. I. y Halliwell, B. eds. Londres: Taylor and Francis, 77.
5. Loliger, J. 1991. *Free Radicals and Food Additives*. Aruoma, O. I. y Halliwell, B. eds. Londres: Taylor and Francis, 121.
6. Carroll, K. K. y Khor, H. T. 1971. «Effects of level and type of dietary fat on incidence of mammary tumors induced in female sprague-dawley rates by 7, 12-dimethylbenzanthracene». *Lipids* 6: 415.
7. Meade, C. J. y Martin, J. 1978. *Adv. Lipid Res*. 127. Citado en *Ray Peat's Newsletter* 1997 Issue, 3.
8. Raloff, J. 1996. «Unusual fats lose heart-friendly image». *Science News* 150 (6): 87.
9. Willett, W. C., et al. 1993. «Intake of trans fatty acids and risk of coronary heart disease among women». *Lancet* 341 (8845): 581.
10. Kummerow, F. A. 1975. *Federation Proceedings* 33: 235.
11. Kritchevsky, D. y Pepper, S. A. 1967. «Chlolesterol vehicle in experimental atherosclerosis. 9. Comparison of heated corn oil and heated olive oil». *Journal of Atherosclerosis Research* 7: 647-651.
12. Calabrese, C. et al. 1999. «A cross-over study of the effect of a single oral feeding of medium chain triglyceride oil vs. canola oil on post-ingestion plasma triglyceride levels in healthy men». *Altern. Med. Rev.* 4 (1): 23.
13. Jiang, Z. M. et al. 1993. «A comparison of medium-chain and long-chain triglycerides in surgical patients». *Ann. Surg.* 217 (2): 175.

14. Tantibhedhyangkul, P. y Hashim, S. A., 1978. «Medium-chain triglyceride feeding in premature infants: effects on calcium and magnesium absorption». *Pediatrics* 61 (4): 537.

15. Ball, M. J. 1993. «Parenteral nutrition in the critically ill: use of a medium chain triglyceride emulsion». *Intensive Care Med.* 19 (2): 89.

Capítulo 3 - Una nueva arma contra las enfermedades cardiovasculares

1. Prior, I. A. 1981. «Cholesterol, coconuts, and diet on Polynesian atolls: a natural experiment: the Pukapuka and Tokelau island studies». *Am. J. of Clin. Nutr.* 34 (8):1552.

2. Stanhope, J. M., et al. 1981.»The Tokelau Island migrant study. Serum lipid concentrations in two environments». *J. Chron. Dis.* 34: 45.

3. Ibid.

4. Prior, I. A. 1981. «Cholesterol, coconuts, and diet on Polynesian atolls: a natural experiment: the Pukapuka and Tokelau island studies». *Am. J. of Clin. Nutr.* 34 (8):1552.

5. Moore, T. H., «The cholesterol myth», *The Atlantic Monthly*, septiembre de 1989.

6. McCully, K. S. 1997. *The Homocysteine Revolution*. Los Ángeles: Keats Publishing.

7. Hegsted, D. M., et al. 1965. «Qualitative effects of dietary fat on serum cholesterol in man». *Am. J. of Clin. Nutr.* 17:281.

8. Hashim, S. A., et al. 1959. «Effect of mixed fat formula feeding on serum cholesterol level in man». *Am. J. of Clin. Nutr.* 1: 30.

9. Bray, G. A., et al. 1980. «Weight gain of rats fed medium-chain triglycerides is less than rats fed long-chain triglycerides». *Int. J. Obes.* 4: 27.

10. Geliebter, A. 1983. «Overfeeding with medium-chain triglycerides diet results in diminished deposition of fat». *Am. J. of Clin. Nutr.* 37: 104.

11. Baba, N. 1982. «Enhanced thermogenesis and diminished deposition of fat in response to overfeeding with a diet containing medium chain triglycerides». *Am. J. of Clin. Nutr.* 35: 678.

12. Greenberger, N. J. y Skillman, T. G. 1969. «Medium-chain triglycerides: physiologic considerations and clinical implications». *N. Engl. J. Med.* 280: 1045.

13. Fino, J. H. 1973. «Effect of dietary triglyceride chain length on energy utilized and obesity in rats fed high fat diets». *Fed. Proc.* 32: 993.

14. Sindhu Rani, J. A., et al. 1993. «Effect of coconut oil and coconut kernel on serum and tissue lipid profile». *Ind. Coco. J.* XXIV (7): 2.

15. Ibid.

16. Kurup, P. A. y Rajmohan, T. 1994. «Consumption of coconut oil and coconut kernel and the incidence of atherosclerosis. Coconut and Coconut Oil in Human Nutrition, Proceedings». Symposium on Coconut and Coconut Oil in Human Nutrition. Coconut Development Board, Kochi, India, 27 de marzo de 1995, 35.

17. Thampan, P. K. 1994. *Facts and Fallacies About Coconut Oil.* Yakarta: Asian and Pacific Coconut Community, 31.

18. Kaunitz, H. y Dayrit, C. S. 1992. «Coconut oil consumption and coronary heart disease». *Philippine Journal of Internal Medicine* 30: 165.

19. Mendis, S. y Kumarasunderam, R. 1990. «The effect of daily consumption of coconut fat and soya-bean fat on plasma lipids and lipoproteins of young normolipidaemic men». *British Journal of Nutrition* 63: 547.

20. Kurup, P. A. y Rajmohan, T. 1994. «Consumption of coconut oil and coconut kernel and the incidence of atherosclerosis. Coconut and Coconut Oil in Human Nutrition, Proceedings». Symposium on Coconut and Coconut Oil in Human Nutrition. *Coconut Development Board*, Kochi, India, 27 de marzo de 1995, 35.

21. Dayrit, C. S. 2003. «Coconut oil: atherogenic or not?». *Philippine Journal of Cardiology* 31: 97-104.

22. Sircar, S. y Kansra, U. 1998. «Choice of cooking oils-myths and realities». *J. Indian Med. Assoc.* 96 (10): 304.

23. *Atherosclerosis, Thrombosis and Vascular Biology*, noviembre de 1997. Citado en «High fat indulgence invites strokes and clots», *Energy Times*, marzo de 1998.

24. Ross, R. 1993. «The pathogenesis of atherosclerosis: A perspective for the 1990s». *Nature* 362: 801.

25. Fong, I. W., 2000. «Emerging relations between infectious diseases and coronary artery disease and atherosclerosis». *CMAJ* 163 (1): 49.

26. Danesh, J. y Collins, R, 1997. «Chronic infections and coronary heart disease: Is there a link?». *Lancet* 350: 430.

27. Gura, T. 1998. «Infections: A cause of artery-clogging plaques?». *Science* 281: 35.

28. Muhlestein, J. B., 2000. «Chronic infection and coronary artery disease». *Med. Clin. North Am.* 84 (1): 123.

29. Leinonen, M. 1993. «Pathogenic mechanisms and epidemiology of Chlamydia pneumoniae». *Eur. Heart J.* 14 (supl. K): 57.

30. Gaydos, C. A. 1996. «Replication of Chlamydia pneumoniae in vitro in human macrophages, endothelial cells, and aortic artery smooth muscle cells». *Infect Immunity* 64: 1614.

31. Kaunitz, H. 1986. «Medium chain triglycerides (TCM) in aging and arteriosclerosis». *J. Environ. Pathol. Toxicol. Oncol.* 6 (3-4): 115.

32. Ascherio, A. y Willett, W. C, 1997. «Health effects of trans fatty acids». *Am. J. Clin. Nutr.* 66 (supl. 4): 1006S.

33. Enig, M. G., 2000. *Know Your Fats*. Silver Spring, MD: Bethesda Press.100.

34. Ascherio, A. y Willett, W. C., 1997. «Health effects of trans fatty acids». *Am. J. Clin. Nutr.* 66 (supl. 4): 1006S.

35. Ibid.

Capítulo 4 - El maravilloso agente natural que combate los gérmenes

1. «Food-borne illnesses a growing threat to public health», *American Medical News*, 10 de junio de 1996.

2. Wan, J. M. y Grimble, R. F. 1987. «Effect of dietary linoleate content on the metabolic response of rats to Escherichia coli endotoxin». *Clinical Science* 72 (3): 383-385.

3.   Isaacs, E. E., et al. 1994. «Inactivation of enveloped viruses in human bodily fluids by purified lipid». *Annals of the New York Academy of Sciences* 1994; 724: 457.

4.   Kabara, J. J. 1978. «Fatty acids and derivatives as antimicrobial agents», en *The Pharmacological Effect of Lipids* (J. J. Kabara, ed.). Champaign, Illinois: American Oil Chemists' Society, 1-14.

5.   Kabara, J. J. 1984. «Antimicrobial agents derived from fatty acids». *Journal of the American Chemists Society* 61: 397.

6.   Hierholzer, J. C. y Kabara, J. J. 1982. «In vitro effects of monolaurin compounds on enveloped RNA and DNA viruses». *Journal of Food Safety* 4: 1.

7.   Thormar, H., et al. 1987. «Inactivation enveloped viruses and killing of cells by fatty acids and monoglycerides». *Antimicrobial Agents and Chemotherapy* 31: 27.

8.   Petschow, B. W., et al. 1996. «Susceptibility of Helicobacter pylori to bactericidal properties of medium-chain monoglycerides and free fatty acids». *Antimicrobial Agents and Chemotherapy* 145: 876.

9.   Bergsson, G., et al. 1998. «In vitro inactivation of Chlamydia trachomatis by fatty acids and monoglycerides». *Antimicrobial Agents and Chemotherapy* 42: 2290.

10.   Holland, K. T., et al. 1994. «The effect of glycerol monolaurate on growth of, and production of toxic shock syndrome toxin-1 and lipase by, Staphylococcus aureus». *Journal of Anti-microbial Chemotherapy* 33: 41.

11.   Isaacs, C. E. y Thormar, H. 1991. «The role of milk-derived antimicrobial lipids as antiviral and antibacterial agents», en *Immunology of Milk and the Neonate* (Mestecky, J., et al., eds). Nueva York: Plenum Press.

12.   Isaacs, C. E., et al. 1992. «Addition of lipases to infant formulas produces antiviral and antibacterial activity». *Journal of Nutritional Biochemistry* 3: 304.

13.   Kabara, J. J. 1978. *The Pharmacological Effect of Lipids*. Champaign, Illinois: The American Oil Chemists' Society, 10.

14.   Anónimo. 1987. «Monolaurin». *AIDS* Treatment News 33: 1.

15. Isaacs, C. E. y Thormar, H. 1991. «The role of milk-derived antimicrobial lipids as antiviral and antibacterial agents», en *Immunology of Milk and the Neonate*. Mestecky, J. et al., eds. Nueva York: Plenum Press.

16. Merewood, A. 1994. «Taming the yeast beast». *Women's Sports and Fitness*. 16: 67.

17. Crook, W., 1986. *The Yeast Connection*. Nueva York: Vintage Books.

18. Anónimo. «Summertime blues: It's Giardia season», *Journal of Environmental Health*, julio-agosto de 1998, 61: 51.

19. Galland, L. 1999. «Colonies within: allergies from intestinal parasites». *Total Health* 21: 24.

20. Novotny, T. E., et al. 1990. «Prevalence of Giardia lamblia and risk factors for infection among children attending day-care». *Public Health Reports* 105: 4.

21. Galland, L. y Leem, M. 1990. «Giardia lamblia infection as a cause of chronic fatigue». *Journal of Nutritional Medicine* 1: 27.

22. Hernell, O., et al. 1986. «Killing of Giardia lamblia by human milk lipases: an effect mediated by lipolysis of milk lipids». *Journal of Infectious Diseases* 153: 715.

23. Reiner, D. S., et al. 1986. «Human milk kills Giardia lamblia by generating toxic lipolytic products». *Journal of Infectious Diseases* 154: 825.

24. Crouch, A. A., et al. 1991. «Effect of human milk and infant milk formulae on adherence of Giardia intestinalis». *Transactions of the Royal Society of Tropical Medicine and Hygiene* 85: 617.

25. G. S. Chowan, et al. 1985. T»reatment of Tapeworm infestation by coconut (Concus nucifera) preparations». *Association of Physicians of India Journal* 33: 207.

26. Bockus, William Jr., comunicación personal.

Capítulo 5 - Consume grasas y pierde peso

1. Whitney, E. N., et al. 1991. *Understanding Normal and Clinical Nutrition*, 3.ª ed. St. Paul: West Publishing Company, 359.

2. Ingle, D. L., et al. 1999. «Dietary energy value of medium-chain triglycerides». *Jour. of Food Sci.* 64 (6): 960.

3.   Thampan, P. K. 1994. *Facts and Fallacies About Coconut Oil*. Jakarta: Asian and Pacific Coconut Community, 1-2.

4.   Baba, N. 1982. «Enhanced thermogenesis and diminished deposition of fat in response to overfeeding with diet containing medium-chain triglyceride». *Am. J. Clin. Nutr.* 35: 678.

5.   Bach, A. C., et al. 1989. «Clinical and experimental effects of medium chain triglyceride based fat emulsions-a review». *Clin. Nutr.* 8: 223.

6.   Hill, J. O., et al. 1989. «Thermogenesis in humans during overfeeding with medium-chain triglycerides». *Metabolism* 38: 641.

7.   Hasihim, S. A. y Tantibhedyangkul, P. 1987. «Medium chain triglyceride in early life: Effects on growth of adipose tissue». *Lipids* 22: 429.

8.   Geliebter, A. 1980. «Overfeeding with a diet containing medium chain triglyceride impedes accumulation of body fat». *Clinical Research* 28: 595A.

9.   Bray, G. A., et al. 1980. «Weight gain of rats fed medium-chain triglycerides is less than rats fed long-chain triglycerides». *Int. J. Obes.* 4: 27-32.

10. Geliebter, A., et al. 1983. «Overfeeding with medium-chain triglycerides diet results in diminished deposition of fat». *Am. J. Clin. Nutr.* 37: 1-4.

11. Baba, N. 1982. «Enhanced thermogenesis and diminished deposition of fat in response to overfeeding with diet containing medium chain triglyceride». *Am. J. of Clin. Nutr.* 35: 678-682.

12. Murray, M. T. 1996. *American Journal of Natural Medicine* 3 (3): 7.

13. Hill, J. O., et al. 1989. «Thermogenesis in man during overfeeding with medium chain triglycerides». *Metabolism* 38: 641-648.

14. Seaton, T. B., et al. 1986. «Thermic effect of medium-chain and long-chain triglycerides in man». *Am. J. of Clin. Nutr.* 44: 630.

15. Fushiki, T. y Matsumoto, K. 1995, «Swimming endurance capacity of mice is increased by chronic consumption of mediumchain triglycerides». *Journal of Nutrition* 125: 531.

16. Applegate, L. 1996. *Nutrition*. Runner's World 31: 26.

17. Peat, R. *Ray Peat's Newsletter* 1997, 2-3.

18. *Encyclopedia Britannica Book of the Year*, 1946. Citado en *Ray Peat's Newsletter*, 1997 Issue, 4.

19. Shepard, T. H. 1960. «Soybean goiter». *New Eng J. Med*. 262: 1099.

20. Divi, R. L. et al., 1997. «Anti-thyroid isoflavones from soybean: isolation, characterization, and mechanisms of action». *Biochem. Pharmacol.* 54 (10): 1087.

Capítulo 6 - Piel y cabello sanos y hermosos

1. Harman, D. 1986. «Free radical theory of aging: role of free radicals in the origination and evolution of life, aging, and disease processes», en *Free Radicals, Aging and Degenerative Diseases*. Alan R. Liss, 3-50.

2. Cross, C. E., et al. 1987. «Oxygen radicals and human disease». *Ann. Intern. Med.* 107: 526.

3. Anónimo. «Shine to dye for», *Redbook*, febrero de 1999, 24.

4. Kabara, J. J. 1978. *The Pharmacological Effect of Lipids*. Champaign, Illinois: The American Oil Chemists' Society, 8-9.

5. Noonan, P., 1994. «Porcupine antibiotics». *Omni* 16: 32.

6. Rothman, S, et al. 1945. «Fungistatic action of hair fat on microsporon audouini», *Proc. Soc. Exp. Biol.* NY 60: 394.

7. Sadeghi, S. et al. 1999. «Dietary lipids modify the cytokine response to bacterial lipopolysaccharide in mice». *Immunology* 96 (3): 404.

Capítulo 7 - El aceite de coco como alimento y como medicina

1. Thampan, P. K. 1994. *Facts and Fallacies About Coconut Oil*. Yakarta: Asian and Pacific Coconut Community, 8.

2. Kiyasu G. Y., et al. 1952. «The portal transport of absorbed fatty acids». *Journal of Biological Chemistry* 199: 415.

3. Azain, M. J., 1993. «Effects of adding medium-chain triglycerides to sow diets during late gestation and early lactation on litter performance». *J. Anim. Sci.* 71 (11): 3011.

4. Vaidya, U. V., et al. 1992 «Vegetable oil fortified feeds in the nutrition of very low birthweight babies». *Indian Pediatr.* 29 (12): 1519.

5. Tantibhedhyangkul, P. y Hashim, S. A., 1978. «Medium-chain triglyceride feeding in premature infants: effects on calcium and magnesium absorption». *Pediatrics* 61 (4): 537.

6. Jiang, Z. M., et al. 1993. «A comparison of medium-chain and longchain triglycerides in surgical patients». *Ann. Surg.* 217 (2): 175.

7. Francois, C. A., et al. 1998. «Acute effects of dietary fatty acids on the fatty acids of human milk». *Am. J. Clin. Nutr.* 67: 301.

8. Ibid.

9. Tantibhedhyangkul, P. y Hashim, S. A, 1978. «Medium-chain triglyceride feeding in premature infants: effects on calcium and magnesium absorption». *Pediatrics* 61 (4): 537.

10. Watkins, B. A. et al. «Importance of vitamin E in bone formation and in chondroncyte function, Purdue University». Citado en Fallon, S. y Enig, M.G. en «Dem bones-do high protein diets cause osteoporosis?». *Wise Traditions* 2000, 1 (4): 38.

11. Goldberg, B. ed. 1994. *Alternative Medicine*. Fife, Washington: Future Medicine Publishing, 618.

12. Parekh, P. I., et al. 1998. «Reversal of diet-induced obesity and diabetes in C57BL/6J mice». *Metabolism* 47 (9): 1089.

13. Oakes, N. D. et al. 1997. «Diet-induced muscle insulin resistance in rats is ameliorated by acute dietary lipid withdrawal or a single bout of exercise: parallel relationship between insulin stimulation of glucose uptake and suppression of long-chain fatty acyl-CoA». *Diabetes* 46 (12): 2022.

14. Parekh, P. I., et al. 1998. «Reversal of diet-induced obesity and diabetes in C57BL/6J mice». *Metabolism* 47 (9): 1089.

15. Anónimo, 1999. «Low-fat diet alone reversed type 2 diabetes in mice». *Compr. Ther.* 25 (1): 60.

16. Barnard, R. J., et al. 1983. «Long-term use of a high-complexcarbohydrate, high-fiber, low-fat diet and exercise in the treatment of NIDDM patients». *Diabetes Care* 6 (3): 268.

17. Berry, E. M., 1997. «Dietary fatty acids in the management of diabetes mellitus». *Am. J. Clin. Nutr.* 66 (suppl): 991S.

18. Ginsberg, B. H., et al 1982. «Effect of alterations in membrane lipid unsaturation on the properties of the insulin receptor of Ehrlich ascites cells». *Biochim. Biophys. Acta.* 690 (2): 157.

19. Thampan, P. K. 1994. *Facts and Fallacies About Coconut Oil*. Yakarta: Asian and Pacific Coconut Community,15.

20. Garfinkel, M., et al. 1992. «Insulinotropic potency of lauric acid: a metabolic rational for medium chain fatty acids (MCF) in TPN formulation». *Journal of Surgical Research* 52: 328.

21. Ginsberg, B. H., et al 1982. «Effect of alterations in membrane lipid unsaturation on the properties of the insulin receptor of Ehrlich ascites cells». *Biochim. Biophys. Acta.* 690 (2): 157.

22. Yost, T. J. y Eckel, R. H., 1989. «Hypocaloric feeding in obese women: metabolic effects of medium-chain triglyceride substitution». *Am. J. Clin. Nutr.* 49 (2): 326.

23. Sircar, S. y Kansra, U. 1998. «Choice of cooking oils-myths and realities». *J. Indian Med. Assoc.* 96 (10): 304.

24. Kono, H. et al. 2000. «Medium-chain triglycerides inhibit free radical formation and TNF-alpha production in rats given enteral ethanol». *Am. J. Physiol. Gastrointest.* Liver Physiol. 278 (3): G467.

25. Cha, Y. S. y Sachan, D. S. 1994. «Opposite effects of dietary saturated and unsaturated fatty acids on ethanol-pharmacokinetics, triglycerides and carnitines». *J. Am. Coll. Nutr.* 13 (4): 338.

26. Nanji, A. A., et al. 1995. «Dietary saturated fatty acids: a novel treatment for alcoholic liver disease». *Gastroenterology* 109 (2): 547.

27. Cohen, L. A. 1988. «Medium chain triglycerides lack tumor-promoting effects in the n-methylnitrosourea-induced mammary tumor model», en *The Pharmacological Effects of Lipids, vol. III*. J.J. Kabara ed. Champaign, Illinois: The American Oil Chemists' Society.

28. Montgomery, S. M., et al. 1999. «Paramyxovirus infections in childhood and subsequent inflammatory bowel disease». *Gastroenterology* 116 (4): 796.

29. Wakefield, A. J., et al. 1999. «Crohn's disease: the case for measles virus». *Ital. J. Gastroenterol. Hepatol.* 31 (3): 247.

30. Daszak, P., et al. 1997. «Detection and comparative analysis of persistent measles virus infection in Crohn's disease by immunogold electron microscopy». *J. Clin. Pathol.* 50 (4): 299.

31. Lewin, J., et al. 1995. «Persistent measles virus infection of the intestine: confirmation by immunogold electron microscopy». *Gut* 36 (4): 564.

32. Balzola, F. A., et al, 1997. «IgM antibody against measles virus in patients with inflammatory bowel disease: a marker of virus-related disease?». *Eur. J. Gastroenterol. Hepatol.* 9 (7): 661.

33. Dayrit, C. S. «Coconut oil in health and disease: Its and monolaurin's potential as cure for HIV/AIDS», leído en el XXXVII Encuentro Cocotech. Chennai, India, 2000.

34. Murray, M. 1994. *Natural Alternatives to Over-the-Counter and Prescription Drugs*. Nueva York: William Morrow.

35. Shimada, H. et al. 1997. «Biologically active acylglycerides from the berries of saw-palmetto». *J. Nat. Prod.* 60: 417.

36. Holleb, A. I. 1986. *The American Cancer Society Cancer Book*. Nueva York: Doubleday & Co.

37. Reddy, B. S., 1992. «Dietary fat and colon cancer: animal model studies». *Lipids* 27 (10): 807.

38. Cohen, L. A. 1988. «Medium chain triglycerides lack tumor-promoting effects in the n-methylnitrosourea-induced mammary tumor model», en *The Pharmacological Effects of Lipids, vol. III*. Jon J. Kabara ed. Champaign, Illinois: The American Oil Chemists' Society.

39. Cohen, L. A. y Thompson, D. O., 1987. «The influence of dietary medium chain triglycerides on rat mammary tumor development». *Lipids* 22 (6): 455.

40. Hopkins, G. J., et al. 1981. «Polyunsaturated fatty acids as promoters of mammary carcinogenesis induced in Sprague-Dawley rats by 7, 12-dimethylbenz[a]anthracene». *J. Natl. Cancer Inst.* 66 (3): 517.

41. Kabara, Jon, comunicación personal.

42. Monserrat, A. J. et al. 1995. «Protective effect of coconut oil on renal necrosis occurring in rats fed a methyl-deficient diet. Ren». *Fail.* 17 (5): 525.

43. Ross, D. L., et al 1985. «Early biochemical and EEG correlates of the ketogenic diet in children with atypical absence epilepsy». *Pediat. Neurol.* 1 (2): 104.

Capítulo 8 - Una forma natural de mejorar la salud

1. Isaacs, C. E. y Thormar, H., 1990. «Human milk lipids inactivated enveloped viruses», en *Breastfeeding, Nutrition, Infection and Infant Growth in Developed and Emerging Countries* (Atkinson S. A., Hanson, L. A., Chandra R. K, eds). St. John's, Newfoundland: Arts Biomedical Publishers and Distributors.
2. Traul, K. A., et al 2000. «Review of the toxicologic properties of medium-chain triglycerides». *Food Chem. Toxicol.* 38 (1): 79.
3. Ibid.
4. Gerster, H. 1998. «¿Can adults adequately convert alpha-linolenic acid (18:3n-3) to eicosapentaenoic acid (20:5n-3) and docosahexaenoic acid (22:6n-3)?». *Int. J. Vitam Nutr. Res.* 68 (3): 159.
5. W.H.O./F.A.O. 1977. «Dietary fats and oils in human nutrition. Report of an expert consultation». U.N. Food and Agriculture Organization, Roma.

Índice temático

EL MILAGRO DEL ACEITE DE COCO

Índice